临床实用神经内科学

刘书范　等◎主编

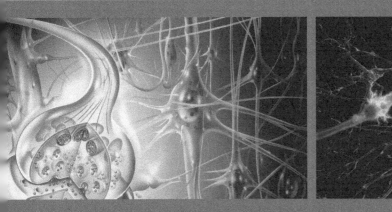
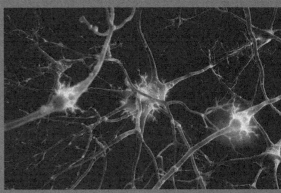

国家一级出版社　中国纺织出版社　全国百佳图书出版单位

图书在版编目（CIP）数据

临床实用神经内科学 / 刘书范等主编. —— 北京：
中国纺织出版社，2018.12（2020.7重印）

ISBN 978-7-5180-5797-9

Ⅰ.①临… Ⅱ.①刘… Ⅲ.①神经系统疾病—诊疗
Ⅳ.①R741

中国版本图书馆CIP数据核字（2018）第279337号

策划编辑：樊雅莉　　　　责任校对：寇晨晨　　　　责任印制：王艳丽

中国纺织出版社出版发行

地址：北京市朝阳区百子湾东里A407号楼　邮政编码：100124

销售电话：010—67004422　传真：010—87155801

http://www.c-textilep.com

E-mail: faxing@c-textilep.com

中国纺织出版社天猫旗舰店

官方微博http://weibo.com/2119887771

北京虎彩文化传播有限公司印刷　各地新华书店 经销

2018年12月第1版 2020年 7月第6次印刷

开本：710×1000　1/16　印张：10

字数：192千字　定价：58.00元

前　言

　　神经内科是内科的一个分支,近年来由于科学技术的迅速发展,新的诊疗技术不断涌现,大大促进了神经内科的发展。这对于神经内科医生提出了更高的要求,不仅需要现代化的辅助诊断检测技术,还需要全面掌握神经内科的基础知识和临床技能,只有这样才能及时、准确地诊断疾病,给予患者及时合理的治疗。

　　本书主要阐述神经内科常见疾病,着重突出每个疾病的临床特点,强调神经内科疾病诊断和鉴别诊断的临床思维与方法。本书以实用性为原则,以循证医学的方法和观点为基础,内容新颖、全面,理论与实践结合紧密,科学性和可操作性高,有较好的参考价值。

　　由于本书篇幅有限,难以将所有疾病全部列入。虽然编者在编写过程中力求精益求精,对稿件进行了多次认真的修改,但由于编写经验不足,加之时间有限,书中难免存在不足乃至谬误之处,敬请广大读者提出宝贵的修改建议,以期再版时修正完善。

刘书范

2018 年 12 月

目　　录

第一章　神经系统疾病常见症状·······························（ 1 ）

第一节　意识障碍 ·······································（ 1 ）

第二节　头痛 ···（ 5 ）

第三节　颅内压增高 ····································（ 9 ）

第四节　晕厥 ··（ 14 ）

第五节　眩晕 ··（ 17 ）

第六节　瘫痪 ··（ 19 ）

第二章　脑血管疾病·····································（ 24 ）

第一节　短暂性脑缺血发作 ·····························（ 24 ）

第二节　脑梗死 ······································（ 31 ）

第三节　脑出血 ······································（ 39 ）

第四节　蛛网膜下腔出血 ·······························（ 51 ）

第三章　周围神经疾病···································（ 54 ）

第一节　脑神经疾病 ···································（ 54 ）

第二节　脊神经疾病 ···································（ 76 ）

第四章　脊髓疾病·······································（ 96 ）

第一节　急性脊髓炎 ···································（ 96 ）

第二节　脊髓压迫症 ···································（100）

第三节　脊髓肿瘤 ·····································（103）

第四节　脊髓血管疾病 ·································（110）

第五章　椎体外系疾病···································（113）

第一节　帕金森病 ·····································（113）

第二节　肝豆状核变性 ·································（122）

第三节　小舞蹈病 …………………………………………………（129）

第六章　神经系统脱髓鞘疾病………………………………………（134）

第一节　多发性硬化 ………………………………………………（134）

第二节　视神经脊髓炎 ……………………………………………（147）

第三节　弥漫性硬化 ………………………………………………（150）

参考文献 ……………………………………………………………（153）

第一章　神经系统疾病常见症状

第一节　意识障碍

意识是指人们对自身和周围环境的感知状态,可通过言语及行动来表达。意识障碍是指人们对自身和环境的感知发生障碍,或人们赖以感知环境的精神活动发生障碍的一种状态。

一、病因

1.颅内疾病

(1)局限性病变:脑血管病如脑出血、脑梗死、暂时性脑缺血发作等;颅内占位性病变如原发性或转移性颅内肿瘤、脑脓肿、脑肉芽肿、脑寄生虫囊肿等;颅脑外伤如脑挫裂伤、颅内血肿等。

(2)脑弥漫性病变:颅内感染性疾病如各种脑炎、脑膜炎、蛛网膜炎、室管膜炎、颅内静脉窦感染等;弥漫性颅脑损伤;蛛网膜下腔出血;脑水肿;脑变性及脱髓鞘性病变。

(3)癫痫发作。

2.全身性疾病

(1)急性感染性疾病:各种败血症、感染中毒性脑病等。

(2)内分泌与代谢性疾病(内源性中毒):如肝性脑病、肾性脑病、肺性脑病、糖尿病性昏迷、黏液性水肿性昏迷、垂体危象、甲状腺危象、肾上腺皮质功能减退性昏迷、乳酸酸中毒等。

(3)外源性中毒:工业毒物、药物、农药、植物或动物类中毒等。

(4)缺乏正常代谢质:①缺氧:血氧分压正常而含氧量均降低者有一氧化碳中毒、严重贫血及变性血红蛋白血症等;血氧分压及含氧量均降低者有肺部疾病、窒息及高山病等。②缺血:见于心输出量减少的各种心律失常、心力衰竭、心脏停搏、心肌梗死;脑血管阻力增加的高血压脑病、高黏血症;血压降低等。③低血糖:

如胰岛素瘤、严重肝脏疾病、胃切除术后、胰岛素注射过量及饥饿等。

（5）水、电解质平衡紊乱：如高渗性昏迷、低渗性昏迷、酸中毒、碱中毒、高钠血症、低钠血症、低钾血症等。

（6）物理性损害：如日射病、热射病、电击伤、溺水等。

二、病理生理

意识的内容包括"觉醒状态"及"意识内容与行为"。觉醒状态有赖于所谓"开关"系统-脑干网状结构上行激活系统的完整，而意识内容与行为则有赖于大脑皮质的高级神经活动的完整。当脑干网状结构上行激活系统抑制或两侧大脑皮质广泛性损害时，觉醒状态减弱，意识内容减少或改变，即可造成意识障碍。

颅内病变可直接或间接损害大脑皮质及网状结构上行激活系统，如大脑广泛急性炎症、幕上占位性病变造成钩回疝压迫脑干和脑干出血等，均可造成严重意识障碍。全身性疾病主要通过影响神经递质和脑的能量代谢而影响意识。例如，肝脏疾病时的肝功能不全，代谢过程中的苯乙胺和酰胺不能完全被解毒，形成假介质（去甲新福林、苯乙醇胺），取代了去甲肾上腺素（竞争性抑制），从而发生肝昏迷；各种酸中毒情况下，突触后膜敏感性极度降低，亦可致不同程度的意识障碍；低血糖时由于脑部能量供应降低及干扰了能量代谢，可致低血糖性昏迷等。

三、临床表现

1.意识障碍　意识状态根据严重程度分为嗜睡、昏睡、浅昏迷、深昏迷、极度昏迷（又称脑死亡）。特殊意识障碍包括去大脑皮质状态、谵妄。

2.意识障碍伴其他症状、体征

（1）呼吸功能紊乱：幕上占位性病变呈现潮氏呼吸，渐增、渐减的过度换气功能，与短暂无呼吸规律交替。中脑下部病变引起中枢性过度换气，深快均匀的过度换气。脑桥病变引起长吸性呼吸，充分吸气后暂停 2～3s 再呼气。延髓背侧病变引起呼吸深浅规律完全不规则。

（2）眼球激动：大脑广泛受损，两眼球来回急速活动。

（3）眼球浮动：见于脑桥局部病变。双眼迅速向下移动，超过俯视范畴，缓慢回升到正常眼位。

（4）瞳孔变化：①丘脑、丘脑下部受损，可见瞳孔中度缩小，光反射存在。②中脑不完全损害（天幕疝），可见瞳孔明显扩大，光反射消失。③脑桥受损，可见瞳孔小如针尖。④延髓外侧损害，可见同侧瞳孔缩小，光反射存在。

　　(5)反射变化:①强直性颈反射:提示中脑深部或间脑水平病变。②强握反射:提示大脑额叶后部损害。③吸吮反射:提示大脑弥漫性病变。

　　3.颅内压增高与脑水肿　　颅内压增高与脑水肿在意识障碍发展过程中占有重要地位。

　　(1)颅内压增高症候群:头痛、呕吐、视神经盘水肿,意识与精神障碍,惊厥-抽搐,或去大脑强直发作。

　　(2)生命体征变化:急性颅内压增高脑水肿期,生命体征如血压、脉搏、呼吸明显变化。而慢性颅内压增高生命体征则无变化。

　　(3)体温变化:体温调节中枢位于下丘脑。下丘脑前区散热,后区产热。一旦体温调节中枢受损,呈现中枢性高热或低温状态。其次脑干参与体温调节。

　　(4)胃肠功能紊乱:急性意识障碍易并发消化道出血。

　　4.脑死亡　　是意识障碍发展的最终表现。脑死亡含义指全脑功能不可逆性丧失,或为严重不可逆性缺氧性损害。通常以美国脑死亡协会哈佛标准(1968)为主。包括对外界无任何反应;自发或被动动作缺失;自主呼吸停止,靠呼吸机维持被动呼吸;同期心跳存在;脑干各种反射消失(角膜、瞳孔反射等);脑电图呈静息电位脑电图(脑波波幅低于 2mV 以下)。

四、辅助检查

　　全面的检查有助于发现病因。如血液检查(血生化、血常规、血糖、肝功能、肾功能等)、放射线、B超、心电图、脑电图、CT 等。

五、诊断与鉴别诊断

　　1.确定是否有意识障碍　　通过详询病史及临床检查,意识障碍的判断多无困难。但在诊断中应注意与一些特殊的精神、意识状态相鉴别。

　　(1)木僵:见于精神分裂症的紧张性木僵、严重抑郁症的抑郁性木僵、反应性精神障碍的反应性木僵等。表现为不言不动,甚至不吃不喝,面部表情固定,大小便潴留,对外界刺激缺乏反应,可伴有蜡样屈曲、违拗症,触及其痛处时可有流泪、心率增快等情感反应。缓解后多能清楚回忆发病过程。

　　(2)癔症发作:起病多有精神因素,病人发病时仍有情感反应(如眼角噙泪)及主动抗拒动作(如扒开其上眼睑时眼球有回避动作或双睑闭得更紧)。四肢肌张力多变或挣扎、乱动。神经系统无阳性体征。心理治疗可获迅速恢复。

　　(3)闭锁综合征:由于脑桥腹侧病变,损及皮质延髓束和皮质脊髓束所致。表现为除眼睑及眼球垂直运动外,头面及四肢运动功能丧失,不能说话,貌似意识障碍。但实际意识清楚,可以通过残存的眼睑及眼球运动回答"是"与"否"。见于脑桥肿瘤、血管病及脱髓鞘疾病等。

(4)发作性睡病:是一种不可抗拒的病理性睡眠。常在正常人不易入睡的场合下,如行走、骑车、工作、进食等情况下入睡,持续数分钟至数小时,可被唤醒,多伴有睡眠瘫痪、入睡幻觉及猝倒发作。

2.确定意识障碍的程度或类型　意识障碍程度临床分为嗜睡、昏睡、浅昏迷、深昏迷、极度昏迷(又称脑死亡)、去大脑皮质状态和谵妄。也可按 Glasgow 昏迷量表得分多少评定其意识障碍程度:总分 15 分,最低 3 分。13～14 分为轻度障碍,9～12 分为中度障碍,3～8 分为重度障碍(多呈昏迷状态)。

3.确定意识障碍的病因　意识障碍的病因繁多,诊断有时比较困难,但只要注意详询病史及仔细检查多可获得正确诊断。通常具有神经系统定位体征和(或)脑膜刺激征者多为颅内疾病引起,反之,多为颅外及全身性疾病引起。

六、治疗

1.病因治疗　迅速查明病因,如脑肿瘤行手术切除、糖尿病用胰岛素、低血糖者补糖、中毒者行排毒解毒等。

2.对症治疗

(1)保持呼吸道通畅,给氧,注射呼吸中枢兴奋药,必要时行气管切开或插管辅以人工呼吸。适当过度通气,降低 $PaCO_2$ 后可使脑血管收缩,中心静脉压降低。脑静脉血回流,促使脑容积减少,颅内压降低。

(2)降温治疗:头部重点降温和持续全身降温,要求体温达 32～33℃ 为宜,及时注意寒战反应,避免增加脑耗氧量。

(3)控制癫痫发作:急性脑缺血、缺氧后常出现癫痫。据报道局灶性脑缺血病人的癫痫发生率为 10%～30%,而全脑缺血病人可增至 30% 以上。癫痫发作时影响呼吸功能,增加组织耗氧量,并使颅内压增高,无疑加重脑衰竭病人脑水肿,因而需积极控制。抗癫痫药物可选用氯硝西泮肌注或静注,日量不超过 4mg。10% 苯妥英钠 10mL 稀释静脉滴注,控制滴注速度,防止心律失常。苯妥英钠是常用抗癫痫药物,它降低脑耗氧量,减少脑乳酸积聚,还能扩张脑血管,增加脑血流量。其他各种抗癫痫药物可酌情选用或联合应用。

(4)脱水治疗,必须时行脑室穿刺引流等。用 20% 甘露醇 1～1.5g/kg 体重,通常静脉快速注入。50% 盐水甘油 1～2g/kg 体重,可口饲注入。间歇输血浆以提高胶体渗透压,减轻脑水肿。

(5)促进微循环,改善脑低灌注状态:采用低分子右旋糖酐或输化合物血液代用器稀释血液,降低血黏度,改善微循环。近年来主张使用钙通道阻滞药。

(6)高压氧治疗:无论脑外伤、脑水肿或颅内压增高,在高压下吸氧,远较一般氧疗效果好。

(7)其他:维持有效的循环功能,给予强心、升压药物,纠正控制过高血压;抗菌药物防治感染;纠正水、电解质平衡紊乱;补充营养,予脑代谢促进剂、苏醒剂等,前者如 ATP、辅酶 A、胞二磷胆碱等,后者如氯酯醒、醒脑静(即安宫牛黄注射液)等。

七、预后

预后不佳,死亡率极高。

第二节　头痛

头痛是指颅内外疾病刺激疼痛敏感区造成的头颅疼痛。头痛轻者为一般疲劳、紧张表现,也可以是严重疾病的危险信号,如脑肿瘤、高血压脑病、蛛网膜下腔出血等。

一、病因及病理生理

常见病因:①大脑基底动脉环及其主要分支的牵引;②颅内与颅外血管的扩张或痉挛;③血管和颅内外结构的炎症;④头皮和颈部肌肉持久的收缩;⑤颅内压的改变,副鼻窦、眼眶、耳朵和牙髓腔压力的改变;⑥对含有痛觉纤维的神经的压迫或牵引。

在发生上述头痛过程中有致痛的神经介质参与,如 P 物质、神经激肽 A、5 羟色胺(5-HT)、降钙素基因相关肽(CGRP)、血管活性肠肽(VIP)和前列腺素(PGE)等。此外,精神因素也可引起头痛,可能与疼痛耐受阈值的降低有关。与任何疼痛一样,疼痛的严重程度也因人而异,同一病人的头痛也可因当时的身体和精神状况不同而有所不同。此外,一些疾病中的头痛,其产生机制也常非单一因素引起。如:高血压性头痛既有与血压直接有关的血管性头痛,也有与情绪紧张有关的肌肉收缩性头痛,而血压恢复正常后,后者能得到缓解。

二、临床表现

1.血管性头痛

(1)偏头痛:为反复发作的血管性头痛,具有复发倾向和刻板式特征。常有家族史,男女比例约 1:3.2。诱发因素包括月经来潮、理化因素、毒物及毒物戒断性头痛。

(2)颅内动脉瘤和动静脉畸形:于破裂前表现为症状性偏头痛发作。位于后交通动脉或颈内动脉的动脉瘤可引起同侧眶部、额部头痛,可伴有眼肌瘫痪、对侧视野缺损等体征,头部听诊可闻及血管杂音。破裂时出现突发性爆裂样头痛,伴恶心、呕吐、意识障碍、脑膜刺激征、血性脑脊液等蛛网膜下腔出血的表现。

(3)蛛网膜下腔出血:脑膜受血液刺激而产生头痛。起病急骤,轻者仅感枕部头痛,并引起背部和下肢疼痛。一般为整个头部剧烈、爆裂样疼痛,随后陷入昏迷。体征可有脑膜刺激征和血性脑脊液。

(4)脑出血和缺血性脑卒中:脑出血患者头痛常为首发症状,很快便出现意识障碍、偏瘫等症状,故少以头痛为主诉。缺血性脑卒中头痛较少见,在大面积脑梗死和伴有颅内高压者可有头痛。

(5)颞动脉炎:中年以上发病,头痛位于头皮浅表部位以及颞部和眼眶周围,呈剧烈的搏动性持续性疼痛,伴烧灼感。颞浅动脉肿大、纤曲、压痛,常伴有视觉障碍、发热、全身酸痛、疲惫、食欲不振等症状。检查可有白细胞增多和血沉增快。

2.非血管性头痛

(1)颅内压增高性头痛:颅内占位性病变如颅内肿瘤、血肿、脓肿、寄生虫病等引起颅内压增高,可引起头痛。早期头痛较局限,间歇性发作,于清晨及用力、咳嗽时加重,后期呈持续性,并伴有喷射状呕吐、视盘水肿、脉缓、血压增高等颅内高压的表现。头部影像学检查可确诊。

(2)低颅压性头痛:有两种情况,一是在腰穿后发生,约有 30% 的发生率。二是自发性脑脊液低压性头痛,可能是颅脑外伤、手术、感染导致暂时性脉络丛功能障碍引起。头痛与体位有关,站立时加重,平卧时减轻,可持续数天至数月。

(3)颅内炎症性头痛:可由脑炎、脑膜炎、脑脓肿、脑蛛网膜炎等引起。表现为剧烈的全头痛,伴发热、呕吐、脑膜刺激征及其他神经体征,脑脊液呈炎性变化。

(4)颅外感染性头痛:几乎所有伴有发热的全身感染性疾病都能引起头痛。多在双颞部,为深部钻痛,为细菌毒素或代谢产物引起的颅外动脉扩张所致。热退头痛也自然缓解。

3.中毒、代谢障碍和血液病伴发的头痛

(1)缺氧和动脉血氧张力降低的头痛:如一氧化碳中毒、高原性脑病、缺氧性头痛、睡眠窒息综合征患者的头痛。

(2)高碳酸血症引起脑血流量增加可致头痛:常在慢性肺部疾患如慢性支气管炎、肺气肿、支气管扩张、哮喘持续状态等发生。改善肺功能可使头痛减轻。

(3)血液透析和低血糖后头痛。

(4)应用或暴露于某种物质如硝酸盐、亚硝酸盐、乙醇、谷氨酸钠等引起的头痛。

(5)宿醉头痛:于大量饮酒次日清晨出现的弥漫性搏动性头痛。

(6)妇科疾病性头痛:经前期紧张症可有周期性头痛,于经前1～2周出现。绝经期头痛是发生于卵巢功能减退的更年期妇女的一种头痛,常伴焦虑、抑郁等神经症,也可能是一种紧张性头痛。

(7)严重贫血、红细胞增多症患者可出现头痛:为脑血流量或血容量增加所致。

4.颅骨的溶骨性疾病或硬化性病灶引起的头痛　如颅骨的转移癌、多发性骨髓瘤、结核、梅毒性骨炎、佩吉特病、黄色瘤病等均可引起头痛。

5.颈部疾病引起的头痛　如颈椎病、颈椎骨折可引起头痛。头痛多位于枕部或枕下部,向同侧眼部和前额部扩散,表现为牵拉痛、刺痛或钝痛,可伴同侧肢体的麻木感和疼痛,转变头位可影响头痛和肢痛。体查椎旁有按痛。影像学检查大多可明确诊断。

6.眼科疾病引起的头痛　屈光不正可使儿童在进行视力活动后出现前额部头痛;急性或慢性青光眼可呈持续性额部头痛或"偏头痛";眼眶、眼球感染、肿瘤均可引起剧烈头痛,伴视力障碍、眼球活动受限等。

7.鼻和副鼻窦疾病引起的头痛　副鼻窦炎引起的头痛具有一定的规律性,并伴有发热、流涕、副鼻窦区压痛。额窦炎、筛窦炎引起的疼痛位于一侧或两侧眉间、内眦部,晨起1～2h后开始头痛,中午最重,午后减轻。急性上颌窦炎晨起可无头痛,午后开始出现头痛,于晚上逐渐加剧。鼻咽癌可引起一侧颞额部头痛,初为间歇性,逐渐加重为持续性头痛,可能伴有鼻出血、脑神经麻痹、颈部肿块等典型表现。颞颌关节炎可引起剧烈头痛,伴一侧耳部钝痛或下颌痛及下颌活动受限。

8.头面部神经痛、神经炎性头痛　眶上神经炎可引起同侧前额部疼痛,伴眶上切迹处压痛、额区感觉障碍,封闭眶上切迹处可使症状减轻或消失。枕大神经炎可出现枕部疼痛,伴风池穴处压痛、枕部感觉障碍,封闭风池穴可使症状减轻或消失。视神经炎可出现额部头痛和眼球疼痛,伴突然失明和眼球活动时疼痛。

三、辅助检查

包括血常规、梅毒血清试验、血生化分析、血沉与脑脊液检查。如有特殊症状则须做相应的有关检查，如视觉检查（视力、视野、屈光障碍、眼内压）或副鼻窦 X 线摄片。如果对新近发生的、持续的、反复发生的，或程度进行性加重的头痛不能明确其病因应行 CT 和（或）MRI 检查，特别是有异常神经体征时。

四、诊断

解决头痛诊断的关键在于：①对头痛的发病机制有所了解；②对常见的头痛原因及其症状特点有一个系统概括的认识；③重视并掌握一套问诊技巧；④有目的、有重点的进行检查。因此，了解头痛的发生频率、持续时间、定位、严重程度、使头痛改善或加剧的因素、伴发的症状与体征（例如发热、颈项强直、恶心与呕吐），配合一些特殊的辅助检查（如脑电图、TCD、CT、MRI、脑脊液、内分泌功能、脑血管造影等）有助于明确头痛的病因。

五、治疗

1.病因治疗　略。

2.对症治疗　可使用除吗啡类以外的止痛药物，如各种解热止痛药，可根据病情顿服或短期 2～3 次/天服用，严重者可少量服用可待因、颅痛定或二氢埃托啡等。可酌情加用各种镇静药或安定药，对焦虑、烦躁者尤宜。有抑郁表现者，加用抗抑郁药。

3.针对头痛发生的机制治疗　①纠正颅内压：如颅内压高者给以脱水、利尿药；低颅压者，静脉给以低渗液等。②收缩扩张的血管：如偏头痛发作时，及早使用麦角制剂。对非偏头痛类血管性头痛，则常用含有咖啡因的复方解热止痛药，如APC、索米通、米格来宁等以改善血管张力。③松弛收缩的肌肉：适用于肌收缩性头痛，如按摩、热疗、痛点奴佛卡因封闭等，或服用弱效安定剂如地西泮等，既有助松弛肌肉，也有助于解除精神紧张。④封闭罹患的颅表神经：用于颅表神经痛。⑤"更新"病变的脑脊液：如蛛网膜下腔出血后的剧烈头痛，可在病情平稳后颅压不高的情况下，酌情放出血性脑脊液 5～10mL，或再注入等量氧气，以促使脑脊液的吸收"更新"，常可使头痛迅速缓解。此法也适用于浆液性脑膜炎的头痛。

第三节　颅内压增高

一、颅内压增高综合征

颅内压增高是临床常见的许多疾病共有的一组症候群。侧卧位测量成年人平均脑脊液压力超过 200mmH$_2$O 时,称为颅内压增高。颅内压增高有两种类型,即弥漫性颅内压增高和局部性颅内压增高。

(一)病因

1.颅腔狭窄　包括先天性、增生性、外伤性等。

2.颅内占位　例如肿瘤、出血、血肿、脓肿、肉芽肿、寄生虫等。

3.脑血流量增加　例如脑外伤、颅内血管性疾病、颅内占位性病变、高血压脑病、呼吸道梗阻、呼吸中枢衰竭时 CO$_2$ 积聚(高碳酸血症)等可引起的脑血管扩张、脑血容量增加。

4.脑脊液过多　脉络膜丛乳头状瘤、侧脑室内炎症等使脑脊液循环通路阻塞或脑脊液生成过多;颅内静脉窦血栓形成、蛛网膜下腔出血、蛛网膜粘连等使脑脊液吸收减少。

5.脑水肿

(1)血管源性脑水肿:以脑白质部分水肿为著。常见于脑外伤、脑肿瘤、脑血管意外、脑炎和脑膜炎等病变的脑水肿早期。

(2)细胞毒性脑水肿:以灰质水肿明显。常见于脑缺血缺氧、一氧化碳及有机磷中毒、败血症、毒血症及水电解质失衡等。

(3)间质性脑水肿:见于阻塞性脑积水。

(4)渗透压性脑水肿:血浆渗透压急剧下降,水分子由细胞外液进入细胞内,引起脑水肿。常见于各种低蛋白血症。

(二)病理生理

根据 Monroe-Kellie 原理,除了血管与颅外相通外,基本上可把颅腔(包括与之相连的脊髓腔)当作不能伸缩的容器,其总容积是不变的。颅内有三种内容物组成,即脑组织、血液及脑脊液,它们的体积虽都不能被压缩,但在一定范围内可互相代偿。由于颅腔的总容积不变而在不同的生理和病理情况下颅内容物的体积可变,于是就形成了两者之间的矛盾。需要有精确的生理调节来保证两者之间的平衡。颅内容物中某一部分体积增加时,必然会导致其他部分的代偿性缩减来适应。

这是维持正常颅内压的基本原理,若超过了一定的限度破坏了这一机制就可导致颅内压增高。三种内容物中,脑组织体积最大,但对容积代偿所起的作用最小,主要靠压缩脑脊液和脑血流量来维持正常颅内压。一般颅腔内容物容积增加5%尚可获得代偿,超过8%～10%则出现明显的颅内压增高。

(三)临床表现

1.头痛　急性颅内压增高者突然出现头痛,慢性者头痛缓慢发展。多为跳痛、胀痛或爆裂样痛,用力、咳嗽、喷嚏、排便可使头痛加重。平卧或侧卧头低位亦可使头痛加重,坐姿时减轻。早期头痛在后半夜或清晨时明显,随后头痛为持续性伴阵发性加剧。如果头痛突然缓解,有两种可能:一种是出现了颅缝分离,暂时地缓解了颅内压增高,这种情况在小儿多见;另一种情况多见于蝶鞍内肿瘤,当其突破鞍隔后头痛也可立即缓解。

2.呕吐　多在头痛剧烈时发生,常呈喷射状,与进食无关,伴有或不伴有恶心。乳幼儿出现频繁呕吐时,提示第四脑室或颅后窝有占位性病变,有时也见于脑积水或硬膜下血肿。

3.视神经盘水肿　患者多无明显自觉症状,一般只有一过性视力模糊,色觉异常,或有短暂的视力丧失(称为弱视发作)。弱视发作常见于慢性颅内压增高晚期,常与头痛程度平行。如果弱视发作频繁时提示颅内压增高持续存在,最终导致视力永久性丧失。视神经盘水肿早期表现为眼底视网膜静脉扩张、视盘充血、边缘模糊,继之生理凹陷消失,视盘隆起(可达8～10屈光度),静脉中断,网膜有渗出物,视盘内及附近可见片状或火焰出血。

4.脑疝形成　急性和慢性颅内压增高者均可引起脑疝。前者发生较快,有时数小时就可出现;后者发生缓慢,甚至不发生。常见为小脑幕切迹疝及枕骨大孔疝。

5.意识障碍　颅内压急剧增高时可致昏迷,或呈不同程度的意识障碍,如意识模糊、嗜睡等。慢性颅内压增高时,轻者记忆力减退、注意力不集中,重者可呈进行性痴呆、情感淡漠、大小便失禁。老年及中年患者精神症状多见。

6.其他　癫痫发作、眩晕、一侧或两侧外展神经麻痹、双侧病理反射或抓握反射阳性等。急性或亚急性颅内压增高时,脉搏缓慢(50～60次/分),若压力继续增高,脉搏可以增快。颅内压迅速增高时血压亦常增高。呼吸多为频率改变,先深而慢,随后出现潮式呼吸,也可浅而快,过度换气亦不少见。

(四)辅助检查

1.脑脊液检查　压力增高达 1.96kPa(200mmH$_2$O 以上,一般不超过 500mmH$_2$O)。

颜色及其常规检查结果常能获得病因学诊断。

2.实验室检查　X线头颅平片可显示颅内压增高的非特异性改变[颅骨内板压迹增多和(或)鞍背吸收等某些原发病的征象];脑电图可出现弥漫性异常;脑超声检查、脑血管造影、脑核素扫描以及CT对病因诊断很有帮助。

(五)诊断

1.本病"三大主征"　头痛、呕吐、视神经盘水肿。

2.脑脊液检查　压力在1.96kPa以上者。对疑有严重颅内压增高,特别是急性、亚急性起病,有局限性脑损害症状的患者,切忌盲目腰穿检查。只有在诊断为脑炎或脑膜炎和无局限性脑损害的蛛网膜下腔出血症,方可在充分准备后行腰穿检查。

3.眼底检查　在典型的视盘水肿出现之前,常有眼底静脉充盈扩张、搏动消失,眼底微血管出血,视盘上下缘可见灰白色放射状线条等改变。

4.体征　婴幼儿颅内压增高早期可发现前囟的张力增高,颅缝分离,叩诊如破水壶声音。

5.脱水试验治疗　20%甘露醇250mL快速静脉滴注或呋塞米40mg静脉推注后,若头痛、呕吐等症状减轻,则颅内压增高的可能性较大。

6.影像学检查　头颅平片可发现颅骨内板压迹增多和(或)鞍背吸收等某些原发病的征象。脑血管造影对脑血管病、多数颅内占位性病变有相当大的诊断价值。有条件可行头颅CT扫描和MRI(磁共振)检查,它对急性、亚急性颅内压增高而无明显视盘水肿者是安全可靠的显示颅内病变的检测手段。

(六)鉴别诊断

各型颅内压增高的病因和病理过程不一样,除基本症候为前述"三大主征"外,其具体表现仍不同。仔细鉴别各型颅内压增高的症候特点,对于病因及预后判断是非常必要的。慢性颅内压增高早期出现的头痛,须与血管神经性头痛相鉴别,后者虽然也可出现呕吐,但不随病情进展而逐渐出现头痛、呕吐、视神经盘水肿"三大主征",亦无意识障碍等,可资鉴别。

(七)治疗

1.一般治疗

(1)限制液体入量:起病及手术后的急性期,摄入量限制在2000mL左右,对减轻脑水肿和对抗颅内压增高有帮助。输液速度亦不可过快。

(2)脱水疗法:成人常用20%甘露醇250mL,快速静滴,每4～6h1次。10%甘油葡萄糖液或10%甘油生理盐水溶液500mL静滴,于2～3h静脉滴完,1～2次/

天,或按每日 1g/kg 计量,与等量盐水或橘汁混匀,分 3 次口服或鼻饲。甘油静脉滴注或口服多用于慢性颅内压增高患者。高渗性脱水药的剂量应适当掌握,并非越大越好,严重休克、心肾功能不全患者慎用。

(3)利尿:呋塞米(40～60)mg 静脉注射或 50%葡萄糖 40mg＋呋塞米(40～60)mg 静推 1～3 次/天,也可加入甘露醇内快速静滴;口服剂量一次 20～40mg,3 次/天。利尿酸钠,成人一次用量 25～50mg 加入 10%葡萄糖 20mL 中缓慢静注。还可应用醋唑磺胺,成人 0.25～0.5g,2～3 次/天,口服,用于慢性颅内压增高患者。利尿药和脱水药的应用,因排钾过多,应注意补钾。

(4)肾上腺皮质激素:常用药物有地塞米松 20～40mg 加入 5%～10%葡萄糖液 250～500mL 静脉滴注,1 次/天;或氢化可的松 200～300mg 加入 5%～10%葡萄糖 250～500mL 静脉滴注,1 次/天;短期应用后,改为口服,并逐渐减量停药。

(5)氧疗或含二氧化碳混合气体吸入。

(6)低温疗法:常用脑局部降温,用冰帽或冰袋、冰槽头部降温。也可用冬眠低温疗法。

(7)其他:纠正水电解质、酸碱平衡失调等。

2.病因治疗 主要是剔除致病原因而使颅内压增高恢复正常。

3.手术治疗 减压手术在应用脱水药和利尿药无效后或颅内压增高发生脑危象早期时应用,可选用颞肌下减压、枕下减压。也可行脑室分流术。

(八)预后

弥漫性颅内压增高通常预后较好,能耐受的压力限度较高可以通过生理调节而得到缓冲,压力解除后神经功能恢复较快;而局部性颅内压增高调节功能较差,可耐受的压力限度较低,压力解除后神经功能恢复较慢。临床上各种颅内占位性病变引起的颅内压增高都属于后者。

二、良性颅内压增高综合征

良性颅内压增高症或假脑瘤是指一组有颅内压增高的临床表现,但无颅内占位性病变,包括脑室或蛛网膜下腔脑脊液通路的阻塞、感染,或无高血压脑病任何证据的高颅压综合征,除了视力可有不同程度影响外,预后通常良好,故冠以"良性"之称。以成年人为多见,女性占优势,肥胖者居多,常有月经的不规则而内分泌检查正常。

(一)病因

1.内分泌和代谢障碍 如肥胖(可能为肾上腺皮质或雌激素的失调),月经初潮及月经失调；妊娠及产后，甲状腺功能不足，艾迪生病，撤停肾上腺皮质激素时以及慢性肾上腺皮质功能减退等。

2.颅内静脉窦的引流障碍　如中耳炎并发横窦血栓形成、乳突炎、外伤、妊娠、产后及原发性静脉窦血栓形成。

3.药物作用　如维生素 A 摄入过多，以及婴儿服用四环素偶有颅内压增高。

4.其他　如缺铁性贫血、结缔组织疾病等。

(二)临床表现

常有头痛及视觉障碍。头痛为弥漫性，咳嗽及用力时加重。视力减退多为双侧性，病情严重者甚至失明，视力减退是由颅内压增高视盘水肿所引起，视盘水肿为双侧性，严重者可伴有视网膜出血，可出现继发性视神经萎缩，可有视野缺损，常见者为生理盲点扩大，视野呈向心性缩小。

(三)辅助检查

(1)脑脊液压力增高，但脑脊液成分正常。

(2)CT 与 MRI 一般都正常，或者显示脑室系统略小。脑电图正常。

(四)诊断

对于良性颅内压增高的诊断必须慎重，要通过详细、全面的检查，并密切地连续观察与随访，排除了可引起颅内高压的其他原因之后，再根据下列条件做出诊断。

(1)具备颅内压增高的症状及体征，并经脑脊液压力测定，压力至少在 1.96kPa 以上而且至少重复数次都证明压力确属增高，必要时须做连续颅内压描记。

(2)X 线检查，除头颅平片少数有鞍背或鞍底脱钙现象外，成年患者无异常，儿童可有骨缝分离等颅内压增高征象。全脑或脑室造影除少数侧脑室轻度扩大或缩小外，脑室系统不存在梗阻、移位变形、不对称等现象，脑血管造影正常。

(3)脑脊液成分正常。

(4)脑超声波检查无移动，脑核素扫描正常。

(五)治疗

治疗根据病因而定。

1.对症治疗　适当解释与安慰，配合镇痛药以治疗头痛。

2.药物治疗　当症状持续不见减轻，可应用乙酰唑胺，每天总量 750mg，分次口服，进行系列性的腰穿释放脑脊液可能有效。肾上腺皮质激素无效，而且能助长体重增加，这些病人中有许多本来都已属于肥胖，目标应该是使体重减轻，应定期复查视力与视野。

3.手术治疗　若出现生理盲点扩大以外的视野缺损,或虽经内科药物治疗视力仍进展性下降,应考虑采用外科措施来降低颅压。常采用腰段椎管—腹膜腔分流手术与视神经开窗术。

(六)预后

预后通常良好,10％～20％的病例有一次或多次复发,有时候病情稳步进展加重直至引起失明。一旦发生失明,可能成为永久性,各种治疗都无效。

第四节　晕厥

晕厥是大脑半球或脑干血液供应减少,导致发作性短暂意识丧失伴姿势性张力丧失综合征。可因血管迷走反射、直立性低血压、心输出量减少引起全脑低灌注,或由于椎基底动脉缺血引起脑干选择性低灌注所致。意识丧失前出现头重脚轻的前驱症状,提示脑灌注不足引起晕厥,通常由血管迷走反射、直立性低血压或心功能不全所致;卧位时出现发作性意识丧失可排除血管迷走反射和直立性低血压等,可能由于心功能不全或为癫痫发作;运动诱发晕厥提示为心源性。

一、病因

1.脑性晕厥　是由于脑部血管或主要供应脑部血液的血管发生循环障碍,导致一时的广泛性脑供血不足所致。常见原因有严重脑血管闭塞疾病,主动脉弓综合征,高血压,基底动脉型偏头痛,多发性大动脉炎以及脑干病变如肿瘤、炎症和延髓血管运动中枢病变等。

2.心源性晕厥　是由于心脏功能异常,心排血量突然减少引起。发病突然,持续时间较长,病情凶险。发作前一般无前驱症状,与体位无关,多有气短、胸闷、发绀,心律不齐,可有心电图异常。①心律失常;如心动过缓、心动过速或 Q-T 间期延长综合征等;②急性心腔排出受阻;如心瓣膜病、冠心病和心肌梗死、先天性心脏病如 Fallot 四联症、原发性心肌病、左房黏液瘤及巨大血栓形成、心包填塞等;③肺血流受阻;如原发性肺动脉高压症、肺动脉栓塞等。

3.反射性晕厥　是由于压力感受器反射弧传入通路功能上的障碍,通过血管迷走反射引起心率减慢,全身血管扩张和心输出量减少,脑灌流量急骤下降而发生晕厥。①直立性低血压性是晕厥;多见于老年人或久病卧床者。原因是体位的突然改变出现暂时性脑缺血,表现为眼前发黑,眼冒金星。②颈动脉窦性晕厥;颈动脉窦过敏或颈动脉窦硬化引起。突然转颈,吞咽动作,颈部手术可导致发作。③排尿性晕厥：突然起床和用力排尿后腹压急骤下降，以致上半身血液回流腹腔，导致脑缺血引起。④剧咳性晕厥：剧烈咳嗽时，胸腔和腹腔内压增高，妨碍静脉血液回流，使心脏输出血量减少，导致脑部缺血、缺氧。咳嗽时，颅内压增高，也会引起脑部一过性缺血，从而导致晕厥。

4.血液代谢成分改变性晕厥　低血糖和过度换气综合征。多见于严重饥饿、糖尿病酮症酸中毒低血糖患者。①低血糖：血糖＜2.8mmol/L，便出现头晕，乏力，出汗，神志恍惚甚至晕厥。②过度换气综合征：因任何原因吸气过度或呼吸急促时，体内二氧化碳排出过多，发生呼吸性碱中毒，引起脑毛细血管收缩，脑细胞缺血缺氧，患者头部不适，甚至晕厥。

5.血管抑制性晕厥　最常见，常以情绪紧张、焦虑、恐惧、站立过久而诱发。常见的有：①紧张恐惧性晕厥；②药物过敏性晕厥；③体质虚弱性晕厥；④天气闷热，空气污染性晕厥；⑤注射药物疼痛性晕厥。预防措施为避免紧张，增强体质，用药谨慎。

6.心因性晕厥　是指在一定精神刺激和紧张的情况下突然晕倒。发作时不伴有血压、脉搏、出汗的改变。

二、临床表现

晕厥发作起病突然，持续时间短。典型可分为三期。

1.发作前期　晕厥前驱症状通常持续10s至1min，表现倦怠、头晕目眩、恶心、苍白、出汗、流涎、视物模糊、恍惚和心动过速等。有预感时立即躺下可减少损伤。

2.发作期　患者感觉眼前发黑，意识丧失而跌倒，伴面色苍白、大汗、血压下降、脉缓细弱和瞳孔散大，心动过速变为心动过缓，可发生尿失禁。偶见强直或角弓反张，强直-阵挛样发作，可误诊为癫痫。数秒至数十秒恢复，神经系统检查无阳性体征。

3.恢复期　患者平卧后意识迅速（数秒至数分钟）恢复，可遗留紧张、头晕、头痛、恶心、苍白、出汗、无力和便意感等。休息数分钟或数十分钟缓解，不留任何后遗症，偶有极短暂的（＜30s）发作后模糊状态伴定向力障碍和易激惹。

三、辅助检查

1.心电图　12导联心电图可表明心律失常、传导异常、心室肥厚、预激综合征、QT延长、起搏器失灵或心肌缺血及心肌梗死。如果无临床证据，至少应行24h动态心电图测定。任何能捕捉到的心律失常都可能是神志改变的原因，但多数病人在监测中未出现反复晕厥。如果晕厥前有先兆症状,则记录仪的回放很有价值。平均信号心电图有助于发现室性心律失常。如果无伤性方法无法诊断怀疑反复发作的心律失常性晕厥,则可考虑采用有创性电生理检查。除非是用于无法解释的反复发作的晕厥,否则电生理试验的作用存在争议,其反对意见认为大多数晕厥是能够恢复的,而且属于低危险性亚组疾病。

2.运动试验　价值较小,除非患者是在生理活动下突然发生的晕厥。

3.倾斜试验　有助于诊断血管抑制性晕厥或其他反射诱发晕厥。

4.超声心动图　可明确可疑的心脏病或人工心脏瓣膜功能异常。如果经胸壁超声无法明确人工心脏瓣膜功能异常,则经食管超声心电图有助于诊断,超声心动图也能诊断心包渗出并可提示心包填塞。

5.常规实验室检查　空腹血糖测定可证实低血糖。血细胞比容可判定贫血、低钾血症、低镁血症,可以识别心律失常的致病因素。少数晕厥病人伴有血清肌钙蛋白或磷酸肌酸激酶升高,要考虑为急性心肌梗死。如果有氧分压降低,心电图有急性肺源性心脏病伴肺栓塞的证据,则肺灌注及通气扫描的监测是一种极好的筛选技术。

6.其他　如果怀疑是癫痫发作,则应做脑电图检查。在诊断尚未明确时,如怀疑颅内病变或局灶性神经病变,作为鉴别诊断则需行头颅和脑 CT 及磁共振检查。

四、治疗

在无心血管疾病的年轻病人,原因不明的晕厥预后较好,不必过多考虑其预后。相反,在老年人,晕厥病人可能合并有心血管代偿机制的减退。如果水平位可以终止晕厥发作,则不需要做进一步的紧急处理,除非患者原有基础疾病需要治疗。给患者抬高下肢可加快重建脑灌注。如果让患者快速改为坐位,则晕厥又可能再发生,而如果病人被支撑直立或处于直立位置,有时可加重病情。

缓慢性心律失常需要安装起搏器,快速性心律失常需要特殊药物治疗。如果是室性心律失常,则需要置入除颤器。颈动脉窦过敏病人需安装起搏器以改善缓慢性心律失常,也可进行颈动脉窦照射。对血容量不足、低血糖、贫血、电解质紊乱或药物中毒可处理。老年人不是做主动脉瓣手术的禁忌证。有肥厚型梗阻性心肌病的病人需要用 β 受体阻滞药、非二氢吡啶类钙通道阻断剂。或行中膈肌切除术,伴有心律失常者可用胺碘酮治疗。

第五节　眩晕

眩晕是囚机体空间定向和平衡功能失调所产生的自我感觉,运动性错觉。临床上可分为前庭系统性眩晕(真性眩晕)和非前庭系统性眩晕(头昏)。"真性眩晕"有明显的自身或他物旋转感或倾倒感,呈阵发性,伴有眼震、平衡失调(指物偏斜、站立不稳或倾倒)和自主神经症状(面色苍白、恶心、出汗、血压脉搏改变等)。"假性眩晕"(昏晕)为自身或外物的晃动不稳感,常较持续,但也可为阵发性,伴发症状较轻或不显,外物纷杂时症状加重。"动"的感觉是其和"头晕"的鉴别标志。

一、病因

1.内耳病变(耳源性眩晕)　如梅尼埃病、急性迷路炎、内耳损伤、鼓膜内陷或受压、耳石和前庭终末感受器病变等。

2.前庭神经病变　如药物中毒、小脑脑桥角肿瘤或蛛网膜炎、前庭神经外伤等。

3.前庭神经元炎　略。

4.脑血管病　如脑动脉硬化、后下小脑动脉血栓、小脑出血、椎-基底动脉短暂缺血发作等。

5.占位性病变　如脑干、小脑或顶颞叶的肿瘤、脓肿、结核瘤、寄生虫等。

6.变性和脱髓鞘疾病　如延髓空洞症、多发性硬化、遗传性共济失调等。

7.炎症　如脑干脑炎等。

8.其他　如眼源性眩晕、本体感觉性眩晕、全身疾病、精神性眩晕。

二、临床表现

1.前庭周围性眩晕　均为真性眩晕,一般均有眼震和前庭功能改变。

(1)内耳病变(耳源性眩晕):除眩晕、眼震和前庭功能改变外,伴有耳鸣和听力减退,多为单侧性。无其他神经系统体征。①梅尼埃病:耳鸣和听力减退呈波动性,即间歇期可恢复,但发作愈多恢复愈差(偶有一次发作后几成全聋者)。②急性迷路炎:见于中耳炎或迷路手术后。鼓膜穿孔后症状加重。

(2)前庭神经病变:①药物中毒。②小脑脑桥角肿瘤或蛛网膜炎。③前庭神经外伤,症状同前庭出血,但少见。

(3)前庭神经元炎:无听力改变,仅有前庭神经症状。常在上呼吸道或消化道感染后发病,或有头部慢性感染灶。有时呈小流行,数日自愈,且少有复发。

2.前庭中枢性眩晕 为脑干、小脑病变引起。

(1)脑血管病:眩晕同时伴有闪辉、复视、视物变形、头痛、晕厥、猝倒等其他椎-基底动脉缺血发作症状。

(2)占位性病变:脑干、小脑的肿瘤、脓肿、结核瘤、寄生虫等,也可致眩晕。

(3)变性和脱髓鞘疾病:如延髓空洞症、多发性硬化等。

(4)炎症:如脑干脑炎等。

3.眼源性眩晕 一般为假性眩晕(视动性眩晕例外),在注视时加重,闭眼后症状消失(先天性眼震例外),无前庭型眼震。

4.本体感觉性眩晕 为假性眩晕,伴有肢体深感觉减退,感济失调和肌张力减退等。

三、诊断

1.病史

(1)应着重了解头晕的性质,真性眩晕有明显的自身或他感、倾倒感或视物摇晃不稳,呈阵发性,伴有眼震、平衡失调、指物偏斜及恶心、呕吐、面色苍白、出汗、脉搏、血压改变等症状。头晕常为头重脚轻、眼花等,并无外境或自身旋转的感觉,可由心血管系统疾病、全身中毒、代谢性疾病、眼病、贫血引起。

(2)应鉴别眩晕为中枢性或外周性,一般前庭外周性眩晕的自身症状明显,眼震多为水平性眼震,无神经系统体征,而中枢性眩晕的自身症状轻或不明显,多有脑干、小脑或顶颞叶损害的症状。

(3)应了解头晕的诱因和伴发症状:耳源性眩晕常伴有耳鸣和听力减退,常见于梅尼埃病、急性迷路炎、内耳损伤、鼓膜内陷或受压及耳石和前庭终末感受器病变(如颅脑外伤、噪声性损伤、药物中毒及椎-基底动脉缺血引起的半规管壶腹的退行性变等);小脑脑桥角病变伴有Ⅴ、Ⅶ、Ⅸ、Ⅹ脑神经和锥体束等症状;前庭神经元炎多有上呼吸道或消化道感染诱因,而无听力改变;椎-基底动脉短暂缺血发作多因头位改变诱发,同时伴有复视、视物变形、头面和肢体麻木感、晕厥、猝倒等症状;眩晕性癫痫发作时,可伴有意识丧失、癫痫大发作或其他癫痫症状;占位病变、炎症、变性和脱髓鞘病变所致中枢性眩晕,常伴有脑干、小脑或顶颞叶损害体征。

2.查体

(1)神经科方面:除一般的神经系统检查外,特别应注意有无自发性眼震、共济失调、听力障碍、眼底水肿及颅内压增高征。

（2）内科方面：应检查有无高血压、低血压、心律不齐、心力衰竭，有无贫血、全身感染、中毒、代谢紊乱等。

（3）耳科方面：应检查外耳道、鼓膜、中耳、鼻咽部，注意有无耵聍阻塞外耳道，有无胆脂瘤性中耳炎及耳硬化症。音叉试验了解听力情况、听力障碍的性质及程度。

3.辅助检查

（1）听力测试：常能提示伴有听力障碍眩晕患者存在的耳科障碍。

（2）头部 X 线片、CT、MRI 检查：可发现骨骼及神经方面的异常（如肿瘤压迫）。

（3）怀疑为感染性疾病时，可查耳、鼻旁窦或做腰穿查脑脊液。

（4）怀疑为脑供血不足时可做血管造影检查以发现可能的血管阻塞。

（5）前庭功能检查：变温试验、指物偏向、直流电试验、位置试验及眼震电图等有助于眩晕症的定位定性诊断。

四、治疗

1.一般治疗　急性眩晕发作的病人，应静卧，避免光刺激，解除精神紧张。

2.病因治疗　有明确病因者，应积极对因治疗。

3.对症治疗

（1）镇静药和安定药：鲁米那、地西泮等。

（2）抗组胺药物：盐酸异丙嗪、盐酸苯海拉明、扑尔敏等。

（3）止吐药：氯丙嗪、胃复安等。

（4）抗胆碱药物：氢溴酸东莨菪碱、阿托品。

（5）血管扩张药物：烟酸、地巴唑等。

4.手术治疗　内耳病变听力已丧失而久治不愈者，可行迷路破坏手术或前庭神经切断术。

第六节　瘫痪

瘫痪是随意运动功能的减低或丧失，是神经系统常见的症状。瘫痪是上、下运动神经元，锥体束，周围神经以及肌肉病变所致。根据不同病因可分为三类：神经源性瘫痪、肌源性瘫痪和功能性瘫痪。神经源性瘫痪又可分为上运动神经元瘫痪和下运动神经元瘫痪。

一、病因

1.颅脑病变　①脑血管病变,如短暂性脑缺血发作、脑梗死、脑出血、脑动脉炎、脑动脉瘤和脑血管畸形等。②颅内感染,如脑炎、脑膜炎等。③脱髓鞘病变,如多发性硬化等。④颅内占位性病变,如各种肿瘤、血肿和脓肿等。⑤颅脑外伤。⑥先天性疾病,如脑性瘫痪、脑穿通畸形、脑脊髓空洞症、结节性硬化和扁平颅底等。

2.脊髓病变　①各种炎症,如急性脊髓炎、急性脊髓灰质炎和脊髓蛛网膜炎等。②变性疾病,如运动神经元病(原发性侧索硬化、肌萎缩侧索硬化、进行性脊肌萎缩症)、亚急性联合变性等。③脊髓压迫症,如髓内肿瘤、髓外肿瘤和椎间盘突出等。④放射性脊髓病。⑤脊髓外伤。

3.周围神经病变　①脑神经炎,如面神经炎等。②脊神经,如急性感染性神经根神经炎、臂丛神经炎、尺神经麻痹、桡神经麻痹、腓总神经麻痹和多发性神经炎等。③神经系统中毒,如药物中毒、酒精中毒、重金属中毒以及各种生物和细菌毒素等。④代谢障碍及肝、肾疾病引起的神经系统损害等。

4.肌源性瘫痪　重症肌无力、周期性麻痹、肌营养不良症、多发性肌炎、癌性肌病和内分泌性肌病等。

5.功能性瘫痪　癔症。

二、定位诊断

1.上运动神经元病变

(1)皮质运动区:局限性病损导致对侧单瘫,亦可为对侧上肢瘫合并中枢性面瘫。刺激性病灶引起对侧躯体相应的部位局灶性抽动发作,口角、拇指皮质代表区范围较大、兴奋阈较低,常为始发部位,若抽动沿运动区排列顺序扩散称为 Jackson癫痫。

(2)皮质下白质:为皮质与内囊间投射纤维形成的反射冠,愈接近皮质的神经纤维分布愈分散,可引起对侧单瘫;愈深部的纤维愈集中,可导致对侧不均等性偏瘫。

(3)内囊:运动纤维最集中,小病灶也足以损及整个锥体束,引起三偏征,内囊膝部及后肢 2/3 受累引起对侧均等性瘫痪(中枢性面瘫、舌瘫、肢体瘫),后肢后 1/3受累引起对侧偏身感觉障碍,视辐射受累引起对侧同向性偏盲。

(4)脑干:一侧脑干病变累及同侧脑神经运动核和未交叉的皮质脊髓束,产生交叉性瘫痪综合征,即病灶同侧脑神经瘫,对侧肢体瘫及病变水平以下脑神经上运动神经元瘫。

1)Weber综合征(大脑脚底综合征):损害部位在大脑脚底(中脑),出现病灶侧动眼神经周围性瘫,对侧中枢性面瘫、舌肌麻痹及肢体中枢性瘫。

2)Millard-Gubler综合征(脑桥基底外侧综合征):为脑桥基底部外侧病损,出现病灶侧外展神经麻痹、面神经核性瘫痪,对侧舌肌麻痹、肢体中枢性瘫痪。

3)Foville综合征(脑桥基底内侧综合征):为脑桥基底部内侧病损,常见于基底动脉旁正中支闭塞,出现病灶侧外展神经麻痹、双眼向病灶侧凝视麻痹、对侧舌肌麻痹、肢体中枢性瘫痪。

4)Jackson综合征:延髓前部橄榄体内侧病损,多因脊髓前动脉闭塞所致。病灶侧周围性舌下神经瘫(伸舌偏向病灶侧、舌肌萎缩),对侧偏瘫。

(5)脊髓

1)半切损害:病变损伤平面以下同侧痉挛性瘫痪及深感觉障碍,对侧痛温觉障碍,病损同节段征象常不明显。

2)横贯性损害:脊髓损伤常累及双侧锥体束,出现受损平面以下两侧肢体痉挛性瘫痪、完全性感觉障碍和括约肌功能障碍等。颈膨大水平以上病变出现四肢上运动神经元瘫,颈膨大病变出现双上肢下运动神经元瘫、双下肢上运动神经元瘫;胸髓病变导致痉挛性截瘫;腰膨大病变导致双下肢下运动神经元瘫。

2.下运动神经元病变

(1)前角细胞:瘫痪呈节段性分布,无感觉障碍,如C_5前角细胞病变引起三角肌瘫痪和萎缩,C_8～T_1病变可见手部小肌肉瘫痪萎缩,L_3病变股四头肌萎缩无力,L_5病变踝关节及足趾背屈不能。急性起病多见于脊髓灰质炎,慢性者因部分损伤的前角细胞受病变刺激出现肉眼可识别的肌束震颤或肉眼不能分辨而仅肌电图上可见的肌纤维颤动,常见于进行性脊肌萎缩症、肌萎缩侧索硬化症和脊髓空洞症等。

(2)前根:呈节段性分布弛缓性瘫痪,多见于髓外肿瘤压迫、脊髓膜炎症或椎骨病变,因后根常同时受累,可伴根痛和节段性感觉障碍。

(3)神经丛:引起单肢多数周围神经瘫痪、感觉及自主神经功能障碍,如臂丛上丛损伤引起三角肌、肱二头肌、肱肌和肱桡肌瘫痪,手部小肌肉不受累,三角区、手及前臂桡侧感觉障碍。

(4)周围神经:瘫痪分布与周围神经支配区一致,可伴相应区域感觉障碍,如桡神经受损导致伸腕、伸指功能受损及拇指肌瘫痪,手背部拇指和第一、第二掌骨间隙感觉缺失;多发性神经病出现对称性四肢远端弛缓性瘫痪,伴肌萎缩、手套—袜子型感觉障碍及皮肤营养障碍等。

此外，判定瘫痪时应首先排除某些疾病导致的运动受限，如帕金森病及其他疾病引起的肌肉强直或运动弛缓，因肢体疼痛不敢活动等。

3.肌源性瘫痪　由于神经肌肉接头处或肌肉本身病变所引起的运动障碍。其瘫痪的部位常不符合神经支配区域的解剖规律，可呈局限性或全身性，除了重症肌无力及周期性麻痹外，常有肌萎缩或肌萎缩与肌肥大同时并存（如假肥大型肌营养不良症）。肌张力低，腱反射减弱或消失，无病理反射。一般无感觉障碍及疼痛（除多发性肌炎及缺血性肌病外）。

肌病的诊断除了根据临床表现外，生化、电生理及肌肉组织活检也很重要。

（1）血清酶、尿肌酸、尿肌酐的测定：血清酶中醛缩酶、肌酸磷酸激酶的升高对诊断多发性肌炎及进行性肌营养不良症有较大意义。尿中肌酸增高及肌酐减少有助进行性肌营养不良症的诊断。

（2）肌电图检查：能明确鉴别肌源性瘫痪与神经源性瘫痪。此外，还有助于多发性肌炎和先天性肌强直的诊断。

（3）肌肉组织活检：有助于区别神经源性与肌源性肌萎缩、炎症性肌病与非炎症性肌病、先天性肌强直症与萎缩性肌强直症等。

4.功能性瘫痪　患者多见于女性，常有癔症样性格，如感情用事、富于幻想和好表现自己。发病多与精神刺激和暗示有密切关系。临床表现夸张、做作，易受暗示，症状复杂多变，可有各种类型瘫痪、感觉障碍，肌张力、腱反射可正常，无病理反射。内脏器官自主神经功能失调。呈发作性，间歇期正常。经详细多方检查没发现相应器官有器质性病变。经暗示治疗可恢复正常。

三、痉挛性瘫痪与弛缓性瘫痪的鉴别

根据各种瘫痪类型的临床表现特点，瘫痪的诊断不难，个别诊断困难病例可行肌电图检查、生化检查和肌肉组织活检。肌电图检查能鉴别神经源性与肌源性瘫痪，器质性与功能性瘫痪，并能确定周围神经病变的部位。

1.痉挛性瘫痪　又称为上运动神经元瘫、中枢性瘫痪。痉挛性瘫痪因瘫痪肢体肌张力增高而得名。是由于上运动神经元，即中央前回运动区大锥体细胞及下行锥体束（皮质脊髓束、皮质延髓束）病变所致。

上运动神经元瘫痪特点：由于皮质运动区及下行的锥体束较集中地支配肌群，故病损常导致整个肢体瘫痪（单瘫）、一侧肢体瘫痪（偏瘫），双侧病变可引起双下肢瘫痪（截瘫）或四肢瘫。患肢肌张力增高、腱反射亢进、浅反射减弱或消失，出现病

理反射,无肌萎缩和肌束震颤,但长期瘫痪后可见失用性肌萎缩。肌电图显示神经传导速度正常,无神经电位。

急性严重病变如急性脑卒中、急性脊髓炎,由于锥体束突然中断出现脊髓休克期,肌肉牵张反射受抑制呈现软瘫,腱反射减低或消失。持续数日或数周后牵张反射恢复,转为肌张力增高、腱反射亢进。休克期长短取决于病损程度及是否合并感染等并发症。由于肌梭对牵张反射敏感性较病前更灵敏,尤其上肢屈肌和下肢伸肌的肌张力更高,表现起始阻力大,以后阻力迅速下降,呈折刀现象。

2.弛缓性瘫痪 又称为下运动神经元瘫、周围性瘫痪。是由于下运动神经元,即脊髓前角细胞或脑干神经运动核及其发出的神经纤维病变所致。它是接受锥体束、锥体外系和小脑系统各冲动的最后共同通路,经前根、周围神经传递到骨骼肌的运动终板。

下运动神经元瘫痪特点:瘫痪肌肉的肌张力降低,腱反射减弱或消失(下运动神经元损伤使单突触牵张反射中断),早期(约数周)出现肌萎缩(前角细胞的肌营养作用障碍),可见肌束震颤,无病理反射。肌电图显示神经传导速度减低和失神经电位。

下运动神经元病变多由一个或数个相邻脊神经根、周围神经或神经丛病变所致,常仅侵犯某一肌群,引起部分肌肉瘫痪和单肢瘫;多发性神经根或神经病变也可引起四肢瘫如 Guilain-Barr 综合征。

四、治疗

按病因诊断针对导致随意运动障碍的原发病进行治疗。

1.药物治疗 可应用脑活素、胞二磷胆碱、神经生长因子等脑神经细胞营养药物。

2.针灸治疗 略。

3.手术治疗 脑性瘫痪手术包括矫形手术和神经手术,神经手术主要为选择性脊神经根切断术。

4.物理康复治疗 包括推拿、按摩。

5.其他 高压氧、光量子疗法等。

第二章　脑血管疾病

第一节　短暂性脑缺血发作

随着影像学的进展，对短暂性脑缺血发作（TIA）的认识已由关注其临床症状持续时间转变到关注其引起组织学损害过程。TIA 2009 年的定义为：脑、脊髓或视网膜局灶性缺血所致的、未伴发急性梗死的短暂性神经功能障碍。TIA 的诊断均是回忆性诊断。支持 TIA 诊断的临床特点有：症状突然出现，发病时即出现最大神经功能缺损，符合血管分布的局灶性症状，发作时表现为神经功能缺损，可快速缓解。神经影像学检查有助于排除其他发作性疾病，而且神经影像学的发展，特别是弥散、灌注加权的 MRI，已经从基本上改变了对于 TIA 病理生理学的理解。治疗上，目前常依据 ABCD2 评分，来对 TIA 患者进行分层治疗。

传统"基于时间"的 TIA 概念起源于 20 世纪 50 年代，1956 年 Fisher 在第二次普林斯顿脑血管病会议上，认为 TIA 可以持续几小时，一般为 5～10min；1964 年，Acheson 和 Hutchinson 支持使用 1h 的时间界限；Marshel 建议使用 24h 概念；1965 年，美国第四届脑血管病普林斯顿会议将 TIA 定义为"突然出现的局灶性或全脑神经功能障碍，持续时间不超过 24h，且排除非血管源性原因"。美国国立卫生研究院（NIH）脑血管病分类于 1975 年采用了此定义。然而，随着现代影像学的进展，基于"时间和临床"的传统定义受到了诸多质疑。研究表明，大部分 TIA 患者的症状持续时间不超讨 1h。超过 1h 的患者在 24h 内可以恢复的概率很小，而且一些临床症状完全恢复的患者的影像学检查提示已经存在梗死。美国 TIA 工作组在 2002 年提出了新的 TIA 概念："由于局部脑或视网膜缺血引起的短暂性神经功能缺损发作，典型临床症状持续不超过 1h，且在影像学上无急性脑梗死的证据。"2009 年 6 月美国心脏病协会（AHA）/美国卒中协会（ASA）在《Stroke》杂志上发表指南，提出新的 TIA 定义：脑、脊髓或视网膜局灶性缺血所致的、未伴发急性梗死的短暂性神经功能障碍。在此定义下，症状持续的时间不再是关键，是否存在梗死才是 TIA 与脑卒中的区别所在。

纵观前后 3 次概念的修改,对 TIA 的认识已由关注其临床症状持续时间转变到关注其引起组织学损害过程。与 1965 年 TIA 的定义比较,2002 年的定义强调了症状持续时间多数在 1h 内,并且增加了影像学是否有脑梗死的证据。2009 年最新的 TIA 定义则完全取消了对症状持续时间的限制,是否存在脑组织的梗死是 TIA 和脑卒中的唯一区别,同时提示不论 TIA 的临床缺血过程持续多久,都有可能存在生物学终点。从 3 次定义的变化中不难看出,症状持续时间在诊断中的比重不断下降,从 24h 到 1h,直到现在笼统地描述为"短暂性神经功能缺损";另一方面,积极提倡对 TIA 患者进行影像学检查以确认有无脑梗死并探讨其病因的重要性不断得到强化。

一、病因与发病机制

目前短暂性脑缺血的病因与发病机制尚未完全明确。一般认为,TIA 病因与发病机制常分为 3 种类型:血流动力学型、微栓塞型和梗死型。

血流动力学型 TIA 是在动脉严重狭窄基础上血压波动导致的远端一过性脑供血不足引起的,血压低的时候发生 TIA,血压高的时候症状缓解,这种类型的 TIA 占很大一部分。

微栓塞型 TIA 又分为心源性栓塞和动脉—动脉源性栓塞。动脉—动脉源性栓塞是由大动脉源性粥样硬化斑块破裂所致,斑块破裂后脱落的栓子会随血流移动,栓塞远端小动脉,如果栓塞后栓子很快发生自溶,即会出现一过性缺血发作。心源性栓塞型 TIA 的发病机制与心源性脑梗死相同,其发病基础主要是心脏来源的栓子进入脑动脉系统引起血管阻塞,如栓子自溶则形成心源性 TIA。

此外随着神经影像技术的进展,国外有学者提出了梗死型 TIA 的概念,即临床表现为 TIA,但影像学上有脑梗死的证据。据此,将 TIA 分为 MRI 阳性 TIA 和 MRI 阴性 TIA。早期的磁共振弥散加权成像(DWI)检查发现,20%～40%临床上表现为 TIA 的患者存在梗死灶。对于这种情况到底应该怎样临床诊断,是脑梗死还是 TIA,目前概念还不是十分清楚,多数人接受了梗死型 TIA 这一概念。但根据 TIA 的新概念,只要出现梗死灶就不能诊断 TIA。

血管痉挛学说认为,在传统的观念中,血管痉挛学说是 TIA 的病因之一。但是目前没有资料支持血管痉挛学说。

二、病理

有关 TIA 病理的研究较少,通常认为 TIA 不引起明显的病理损害。

三、临床表现

因为 TIA 是血管事件,因此其临床表现也符合血管分布区。前循环包括颈内动脉、大脑中动脉,大脑前动脉,以及血管分支,前循环 TIA 临床表现:黑矇提示颈内动脉的分支眼动脉功能异常;感觉或运动功能障碍;伴有失语或失认,提示皮质受累;计算困难,左右混乱,书写困难,也提示皮质受累;相反,只有感觉或运动障碍,没有失语和失认时,提示皮质下小血管病。肢体抖动 TIA 是前循环 TIA 不常见的一种形式,是颈动脉闭塞性疾病和腔隙性梗死的先兆,被认为是前循环缺血的表现,表现为简单、不自主、粗大不规则的肢体摇摆动作或颤抖,可以只累及手臂,也可以累及手臂及腿,有时被误认为是抽搐。

后循环包括椎动脉、基底动脉、大脑后动脉,以及上述血管的分支。大约 20% 患者的大脑后动脉血流来自于前循环。后循环 TIA 的临床表现:脑神经症状、共济失调、头晕以及交叉性症状(如一侧面部受累,对侧上肢和下肢受累)提示椎-基底动脉疾病。

既往所称的椎-基底动脉供血不足(VBI)指后循环血流减少引起椎-基底系统缺血或 TIA 引起的症状。通常,晕厥或眩晕症状不能归于 VBI。椎-基底动脉供血不足很少仅出现 1 个症状或体征。VBI 也用于描述锁骨下盗血综合征,由于在发出椎动脉前锁骨下动脉狭窄,导致椎动脉血流反流,引起缺血。椎-基底动脉缺血和梗死最常见的原因是栓塞、动脉粥样硬化(尤其是起始部位)、小血管病(由于高血压)、椎动脉夹层,尤其是颅外段。椎动脉在解剖上变异较大,可以只有 1 个,或者以 1 个为主。头部旋转引起的 1 个椎动脉闭塞的缺血症状,称为弓猎人综合征。

临床上,易被误认为是 TIA 的症状如下。

(1)晕厥。在美国急诊医师协会的临床策略中,被定义为一种临床综合征,表现为短暂的意识丧失和无法保持姿势紧张,无需通过药物治疗即可自发完全恢复。此定义与欧洲心脏病协会的定义类似,后者的定义为:一个短暂的自限性的意识丧失,通常导致跌倒。发病相对快速,随后的复苏是自发、完整和相对快速的。其基本机制是一个全脑的短暂性缺血。TIA 与之不同,其表现为脑或视网膜的缺血症状。一般来说,晕厥是短暂意识丧失,而无局灶性神经体征或症状,而 TIA 有短暂局灶性神经系统体征和症状,但通常没有意识丧失。需要指出的是,短暂脑缺血发作与晕厥不是 100% 互相排斥。在一项 242 例晕厥患者的研究中,有 5 例(2%)最后被诊断为 TIA。准确病史询问是必要的,缺少前驱症状(如轻度头昏、全身无力、意识丧失前有预判)以及出现脑干功能障碍,有助于 TIA 的诊断。

（2）头昏眼花、眩晕、平衡功能障碍（称为"头晕综合征"），在急诊中是常见的表现。头昏可以是脑干功能障碍的表现，但是不常见。有研究发现，以头晕为唯一症状的患者中，只有 0.7% 的患者最终诊断为卒中或 TIA。因此对于头晕患者，全面的神经科评估是必要的，包括步态的观察，确定有无共济失调。

（3）"跌倒发作"是旧名词，是一个突发事件，无预警的跌倒，可以伴有短暂的意识丧失。多数病人年龄较大，向前跌倒，膝盖和鼻子跌伤。"跌倒发作"原因不详，约 1/4 的患者是脑血管病或心脏原因。

（4）短暂性全面遗忘症（TGA）偶尔会与 TIA 或卒中混淆。患者通常表现为在一段时间内的顺行性失忆，没有意识障碍或个性的改变。病人除了一再盘问周边的环境，在发作期间的其他行为是正常的。通常持续不到 24h，发作期间的记忆无法恢复。发病机制包括颞叶癫痫、偏头痛、下丘脑缺血。最有力的证据似乎是为单侧或双侧海马回的低灌注。

四、诊断

TIA 的诊断多是回忆性诊断。症状持续时间越长，最后诊断是 TIA 的可能性越小。如症状持续几分钟时，在 24h 内完全恢复从而诊断为 TIA 的可能性近 50%，但是当症状持续 2h 后，可能性只有 10%。

1.支持 TIA 诊断的临床特点

（1）症状突然出现。通常患者或旁观者可以描述症状出现时他们在做什么，因为 TIA 发生时很少有患者会不确定症状何时开始。

（2）发病时即出现最大神经功能缺损。若患者症状为进展性或由身体的一部分扩散至其他部分，则更支持癫痫（若症状出现急骤，从几秒钟到 1～2min）或偏头痛（若症状出现较缓慢，数分钟以上）的诊断。

（3）符合血管分布的局灶性症状。脑循环的部分血供异常可以导致局灶性症状，而全面性神经功能障碍，例如意识模糊（排除失语所致表达错误）、晕厥、全身麻木、双眼视物模糊及单纯的眩晕等症状很少见于 TIA 患者，除非伴有其他局灶性症状。

（4）发作时为神经功能缺损症状。典型的 TIA 常为"缺损"症状，即局灶性神经功能缺损，例如单侧运动功能或感觉障碍，语言障碍或视野缺损。TIA 很少引起"阳性"症状，例如刺痛感、肢体抽搐或视野中闪光感等。

（5）可快速缓解。大多数 TIA 症状在 60min 内缓解，若症状超过 1h 仍不缓解则更可能为卒中。

TIA 是一个临床诊断,而脑影像学检查主要是用于排除卒中类似疾病。多种脑部疾病可以引起一过性神经系统症状,而这些疾病很难与 TIA 相区别。头 CT 可以有效地排除其中一些疾病,如硬膜下血肿和某些肿瘤等,而另外一些疾病(如多发性硬化、脑炎、缺氧性脑损伤等)应用 MRI 可以更好地诊断。也有一些卒中类似疾病(如癫痫、代谢性脑病等)无法通过脑影像学检查发现,需要通过病史与其他检查鉴别。

影像学技术的快速发展对于理解 TIA 的病理生理过程贡献很大。现代 TIA 的神经影像评估的目的是:①得到症状的血管起源的直接(灌注不足或急性梗死)或间接(大血管狭窄)证据;②排除其他非血管起源;③确定基本血管机制(大血管粥样硬化、心源性栓塞、小血管腔隙),然后选择最佳治疗;④预后结果分类。

神经影像学的研究,特别是弥散灌注加权的 MRI,已经从基本上改变了对于 TIA 病理生理学的理解。在常规的临床实践中,MRI 可以明确病灶缺血而非其他导致患者缺陷的疾病过程,提高血管狭窄和 TIA 的诊断准确率,并且评估先前存在脑血管损伤的程度。因此,MRI 包括弥散序列,应该被考虑作为一种排查潜在 TIA 患者的优先诊断性检查。

2.鉴别诊断 TIA 主要与一些发作性的疾病相鉴别。

(1)部分性癫痫:特别是单纯部分发作,常表现为持续数秒至数分钟的肢体抽搐,从躯体的一处开始,并向周围扩展,多有脑电图异常,CT/MRI 检查可发现脑内局灶性病变。

(2)梅尼埃病:发作性眩晕、恶心、呕吐与椎-基底动脉 TIA 相似,但每次发作持续时间往往超过 24h,伴有耳鸣、耳阻塞感、听力减退等症状,除眼球震颤外,无其他神经系统定位体征。发病年龄多在 50 岁以下。

(3)心脏疾病:阿-斯综合征,严重心律失常如室上性心动过速、室性心动过速、心房扑动、多源性室性早搏、病态窦房结综合征等,可因阵发性全脑供血不足,出现头晕、晕倒和意识丧失,但常无神经系统局灶性症状和体征,心电图、超声心动图和 X 线检查常有异常发现。

(4)其他:颅内肿瘤、脓肿、慢性硬膜下血肿、脑内寄生虫等亦可出现类 TIA 发作症状,原发或继发性自主神经功能不全亦可因血压或心律的急剧变化出现短暂性全脑供血不足,出现发作性意识障碍,应注意排除。

五、治疗

在 TIA 发作后,应当从最基本的治疗开始,恢复脑的供血不足,包括患者平卧位,不降压治疗,静脉补液等。在一项 69 例患者的试验中,利用 MRI 灌注影像学发现,1/3 存在灌注异常。改变头位的方法简单,但临床上常被忽视,利用 TCD 发现,头位从 30°降到 0°时,大脑中动脉血流速度可以增加 20%。在 TIA 急性期,应慎重降压,因为此时脑的自动调节功能受损,脑的灌注,尤其是靠侧支循环代偿供血区域,直接依赖于全身血压。等渗液体的输入保持足够的血容量。静脉补液时,需要注意患者的心脏功能,在没有已知的或可疑的心力衰竭时,可以先给予 500mL 的生理盐水,之后再以 100~150mL/L 静脉滴注。

一旦确诊 TIA 后,应及时给予抗栓治疗。到目前为止,虽然缺乏随机对照试验,证明在 TIA 的 24~48h 给予抗栓治疗能够改善患者的预后;但是由于缺血性卒中的研究较多,而二者的发病机制类似,因此把这些治疗方法外推至 TIA 是合理的。但是二者存在两个大的区别。首先,由于大的梗死发生脑出血的概率高,因此推测 TIA 患者的出血风险较低。其次,在早期,TIA 发生缺血性卒中的风险,较完全性卒中复发的风险要高,因此行介入治疗的效果可能更好。

不同的 TIA 患者,发生卒中的风险不同,虽然缺乏足够的证据,但是考虑到资料有限,目前常依据不同评分系统,来对 TIA 患者进行分层治疗。

"中国短暂性脑缺血发作专家共识"建议:

(1)积极评价危险分层、高危患者尽早收入院。有关预后的研究结果提示,TIA 患者的处理应越早越好。对于初发或频发的患者,症状持续时间>1h,症状性颈内动脉狭窄>50%,明确有心脏来源的栓子(如心房颤动),已知的高凝状态,加利福尼亚评分或 ABCD 评分的高危患者,应尽早(48h 内)收入院进一步评价、治疗。

(2)新发 TIA 应按"急症"处理。新近发生(48h 内)的 TIA 预示短期内具有发生卒中的高度危险,应作为重要的急症处理。

(3)尽早完善各项相关检查。对于怀疑 TIA 患者首先应尽可能行磁共振弥散成像检查,明确是否为 TIA。TIA 患者应该通过快速急救通道(12h 内)进行紧急评估和检查。如果头颅 CT、心电图或颈动脉多普勒超声未在急诊时完成,那么初始的评估应在 48h 内完成。如果在急诊时完成,且结果阴性,可将全面评估的时间适当延长,以明确缺血发生的机制及随后的预防治疗。

"英国急性卒中和短暂性脑缺血发作的诊断与初始治疗指南"建议:

(1)对疑似 TIA 的患者(如 24h 内就诊时无神经系统症状),应尽快采用已证实的评分系统,如 ABCD2 评分系统,确定再发卒中的风险。

(2)具有卒中高危风险的疑似 TIA(ABCD2 评分为 4 分或更高)患者应立即每

天服用阿司匹林 300mg；症状出现后 24h 内行专科诊断和检查；一旦诊断明确，即行二级预防，包括寻找个体危险因素。

（3）尽管 ABCD2 评分为 3 分或更低，频发 TIA（1 周内发作 2 次或更多）患者应按卒中高危处理。

（4）具有卒中低危风险的疑似 TIA（ABCD2 为 3 分或更低）患者应立即每天服用阿司匹林 300mg；尽快行专科诊断和检查，但应在症状发生后 1 周内；一旦诊断明确，即行二级预防，包括探讨个体风险因素。

（5）TIA 患者就诊来迟仍应该治疗（症状消失后 1 周以上），即使卒中风险很低。

AHA/ASA 指南建议，如果在卒中发作 72h 内并且有任何如下症状的患者有下列情况建议入院：

①ABCD2 得分≥3；

②ABCD2 得分 0～2，但不能确定诊断检查工作是否能在 2d 之内完成的门诊患者；

③ABCD2 得分 0～2 并且有其他证据提示患者卒中发作是由于局部病灶缺血造成的。

六、预后

TIA 是缺血性脑卒中的重要危险因素。如何预测 TIA 后发生脑卒中的危险一直以来是学界关注的焦点。风险评估预测模型对于临床工作至关重要，常用的有下列几种。

1.加利福尼亚评分　加利福尼亚评分观察了性别、种族、高血压、心脏病、卒中病史、用药史 7 大项共 40 小项。追踪随访 TIA 后 90d 内再发脑卒中的风险。最终提出 5 个因素：年龄＞60 岁、糖尿病、症状持续 10min 以上、虚弱和言语功能障碍。

2.ABCD 评分　GeorgiosTsivgoulis 等提出的一项评估系统，包括年龄、血压、临床体征和发作持续时间。用来检验该评分系统能否作为临床判断 TIA 后早期高危发生卒中的实用工具。

在调整了 TIA 既往史、患 TIA 前用药史和二级预防等卒中危险因素后，ABCD 评分在 5～6 时，30d 内发生卒中的危险比为 8.01（95% CI 为 3.21～19.98），是独立的危险因素（$P<0.001$）。

3.ABCD2 评分　2007 年 Johnston 等结合加利福尼亚评分及 ABCD 评分提出了 ABCD2 评分，目前 ABCD2 评分得到了临床广泛应用。

ABCD2 评分可显著提高对卒中危险的预测价值。依照这种模型,高危、中危和低危的患者在 TIA 后 2d 内发生卒中的比率分别为 8.1%(95% CI 为 6～7),4.1%(95% CI 为 4～5)和 1.0%(95% CI 为 0～3)。

4.ABCD3 评分(ABCD3 Scores)和 ABCD3-Ⅰ评分(ABCD3-Ⅰ Scores)　2010年 Aine Merwick 等在 ABCD2 评分基础上增加发作频率(ABCD3)或影像学检查(ABCD3-Ⅰ),TIA 发作频率是指在 7d 之内,在本次 TIA 之外还有至少一次 TIA发作,增加 2 分。而影像学检查是指,如果同侧颈动脉狭窄≥50%,增加 2 分;如果DWI 检查发现高信号,再增加 2 分。与 ABCD2 评分相比,ABCD3 和 ABCD3-Ⅰ评分可更准确预测 TIA 患者 7d、28d 及 90d 时早期卒中风险。

第二节　脑梗死

一、脑血栓形成

(一)流行病学

60 岁以后发病率增高,50 岁以前发病者仅占 8%左右。男性较女性稍多。高脂血症、高血压、糖尿病、吸烟、红细胞增多症病人中均有较高发病率。

(二)病因与发病机制

脑梗死旧称脑血栓形成。是由于高血压、脑动脉粥样硬化、动脉壁病变使血流变慢、血液黏滞度增加形成血栓,血管腔狭窄、闭塞,导致急性脑供血不足引起局部脑组织坏死。常见于动脉粥样硬化、脑小动脉硬化、先天性动脉瘤、脑血管畸形。其他原因如颅内感染性疾病、红细胞增多症、闭塞性脉管炎、结节性多动脉炎、红斑狼疮、头颈部外伤、钩端螺旋体病等。临床上以大脑中动脉血栓形成最多见。

(三)病理

病初 6h 以内,肉眼尚见不到明显病变;8～48h,病变部位即出现明显的脑肿胀,脑沟变窄,脑回扁平,脑灰质、白质界线不清;7～14d 脑组织的软化、坏死达到高峰,并开始液化。其后软化和坏死组织被吞噬和清除,胶质增生形成瘢痕,大的软化灶形成囊腔。

(四)临床表现

1.一般症状　本病多见于 50～60 岁以上有动脉硬化的老年人,有的有糖尿病史。常于安静时或睡眠中发病,1～3d 症状逐渐达到高峰。有些患者病前已有一次或多次短暂缺血发作。除重症外,1～3d 症状逐渐达到高峰,意识多清楚,颅内压增高不明显。体温、呼吸、脉搏、血压改变不大。

2.脑的局限性神经症状　变异较大,与血管闭塞的程度、闭塞血管大小、部位和侧支循环的好坏有关。

(1)颈内动脉系统

1)颈内动脉闭塞:以偏瘫、偏身感觉障碍、偏盲为表现的三偏征和精神症状为多见,主侧半球病变尚有不同程度的失语、失用和失认,还出现病灶侧的原发性视神经萎缩,出现特征性的病侧眼失明伴对侧偏瘫(称黑矇交叉性麻痹)、Horner 征、动眼神经麻痹和视网膜动脉压下降。如颅外段动脉闭塞时,颈动脉可有触痛,呈条索状,搏动减退或消失,颈部可听到异常血管杂音。如侧支循环良好,临床上可不出现症状。多普勒超声扫描除可发现颈动脉狭窄或闭塞外,还可见到颞浅动脉血流量呈逆向运动。

2)大脑中动脉闭塞:最常见。主干闭塞时有三偏征,主侧半球病变时尚有失语。中动脉表浅分支前中央动脉闭塞时可有对侧面肌、舌肌无力,主侧受累时可有运动性失语;中央动脉闭塞时可出现对侧上肢单瘫或不完全性偏瘫和轻度感觉障碍;顶后、角回或颞后感觉性失语和失用。豆纹动脉外侧支闭塞时可有对侧偏瘫。

3)大脑前动脉闭塞:由于前交通动脉提供侧支循环,近端阻塞时可无症状;周围支受累时,常侵犯额叶内侧面,瘫痪以下肢为重,可伴有下肢的皮质性感觉障碍及排尿障碍;深穿支阻塞,影响内囊前支,常出现对侧中枢性面舌瘫及上肢轻瘫。双侧大脑前动脉闭塞时可出现精神症状,伴有双侧瘫痪。

(2)椎-基底动脉系统

1)小脑后下动脉闭塞综合征:引起延髓背外侧部梗死,出现眩晕、眼球震颤,病灶侧舌咽、迷走神经麻痹,小脑性共济失调及 Horner 征,病灶侧面部,对侧躯体、肢体感觉减退或消失。

2)旁正中央动脉闭塞:甚罕见,病灶侧舌肌麻痹,对侧偏瘫。

3)小脑前下动脉闭塞:眩晕、眼球震颤,两眼球向病灶对侧凝视,病灶侧耳鸣、耳聋,Horner 征及小脑性共济失调,病灶侧面部和对侧肢体感觉减退或消失。

4)基底动脉闭塞:高热、昏迷、针尖样瞳孔、四肢软瘫及延髓麻痹。急性完全性闭塞时可迅速危及病人生命,个别病人表现为闭锁综合征。

5)大脑后动脉闭塞:表现为枕顶叶综合征,以偏盲和一过性视力障碍如黑矇等多见,此外还可有体象障碍、失认、失用等。如侵及深穿支可伴有丘脑综合征,有偏身感觉障碍及感觉异常以及锥体外系等症状。

6)基底动脉供应脑桥分支闭塞:可出现以下综合征。①脑桥旁正中综合征:病灶侧外展不能,两眼球向病灶对侧凝视,对侧偏瘫。②脑桥腹外综合征:病灶侧周围性面瘫及外直肌麻痹,伴病灶对侧偏瘫,可有两眼向病灶侧凝视不能。③脑桥被盖综合征:病灶侧有不自主运动及小脑体征,对侧肢体轻瘫及感觉障碍,眼球向病灶侧凝视不能。

3.假性延髓麻痹　两侧半球多发性脑梗死。表现为饮水呛咳、吞咽困难、声音嘶哑、两侧面下部无力,舌肌麻痹,无肌萎缩,咽、下颌反射亢进,有强哭、强笑。

(五)辅助检查

1.影像学表现　首先选用非损伤性脑成像检查,包括 CT、MRI 等。头颅 CT 扫描,在24～48h呈等密度,其后病灶处可见到低密度区。磁共振(MRI)检查则可在早期发现梗死部位。正电子发射计算机断层扫描(PET)不仅能测定脑血流量,还能测定脑局部葡萄糖代谢及氧代谢,若减低或停止提示梗死存在。

2.脑脊液检查　无明显颅内压增高情况下,可作为重要的鉴别诊断手段。一般透明无色,压力不高。少数大范围梗死伴明显脑水肿者压力可达 $200mmH_2O$。梗死病变扩及脑表面时,脑脊液内白细胞和蛋白可稍增高。

3.脑血管造影　多采用经皮导管法和数字减影法(DSA)。X线表现为动脉骤然终止,远端不能充盈,有时还能见到血管内有血栓造成的充盈缺损。

(六)诊断

(1)常在安静状态下发病。

(2)多见于中老年人。也可见于各种动脉内膜炎及真性红细胞增多症等患者。

(3)脑局灶体征因梗死部位而异。颈内动脉系统以内囊附近病变所致的偏瘫、偏盲和偏身感觉障碍最多见;椎动脉系统以延髓后外侧病变所致的眩晕、眼球震颤、共济失调、一侧球麻痹、交叉性感觉障碍等最多见。常在病后数小时至2～3d达最高峰。颈内动脉闭塞可呈偏身感觉障碍、进行性痴呆或颅内压增高。典型者可呈交叉性黑矇性偏瘫(病灶侧眼失明,对侧偏瘫)。发病可急可缓。

(4)意识多清醒或仅有轻微意识障碍。

(5)脑脊液无色透明。

(6)需要时可行颅脑 CT 或 MRI 检查,协助确诊。

(七)鉴别诊断

主要与脑出血、脑栓塞及颅内占位性病变鉴别。

（八）治疗

预防和治疗高血压动脉硬化,高血压和动脉硬化病人需避免突然降低血压和急剧减少血容量。

(1)低分子右旋糖酐250～500mL,加香丹注射液(复方丹参)20mL,每日1次,静脉滴注,可连用10～14d。同时,胞二磷胆碱250～500mg,静脉滴注。

(2)应用血管扩张药和脑循环调节药物。

①脑通4mg加于5%葡萄糖液静脉滴注250mL,1次/天,10～12次为1个疗程(滴速要慢)。

②氢化麦角碱0.9mg,静脉滴注,1次/天。

③尼立苏(尼莫地平注射液)8～24mg,静脉滴注,1次/天,10次为1个疗程。

④利朋芬特300mg加于5%葡萄糖液,250～500mL,静脉滴注,1次/天,10次为1个疗程。

⑤尼莫通50mL,静脉滴注,1次/天,8～10d为1个疗程。

(3)抗凝治疗应严密观察和参照有关的实验室检查结果。

①肝素每次5000～6000U,静脉滴注,以100mL 5%葡萄糖液稀释,每分钟20滴。必要时,该剂量可重复应用。对于早期病例,做短程治疗。用抗凝治疗期间,应密切观察凝血酶或凝血酶原时间,如有出血,应立即用硫酸鱼精蛋白(肝素引起的出血)或维生素K(双香豆素引起的出血)治疗。有高血压、消化性溃疡、血液病、严重肝肾疾病及孕妇等,均忌用抗凝治疗。

②双嘧啶胺醇(潘生丁)25～50mg,每日3次,和(或)乙酰水杨酸0.025～0.1g,每日1～2次,口服。

(4)脑梗死发生在血压较低时,必要时可用间羟胺(阿拉明)静脉滴注做升压治疗。

(5)溶栓酶以尿激酶最有效,治疗窗以2～6h为宜,50万～100万U,静脉滴注,1次/天,使用时间愈早,效果愈好。纤维蛋白酶原<2g时禁用。

(6)脑梗死有脑水肿,可用甘露醇做脱水治疗,125mL,静脉推注,2～3次/天,目前一般不主张用泼尼松或地塞米松。

(7)注意心脏情况,如有严重心律失常或心肌梗死,并有代偿失调,则应积极治疗,以防进一步影响脑循环。

(8)手术治疗。选择性病例可行动脉吻合术,如颞浅动脉与大脑中动脉吻合,或枕动脉与小脑后下动脉吻合。

(9)中药以补气、活血、通络为治则,常用补阳还五汤和丹参等。同时使用脑复康、胞二磷胆碱等,有助于改善脑代谢。

(10)除上述治疗外,本病还可使用高压氧疗法、体外反搏疗法和光量子血液疗法等。后者将自体血液100～200mL经过紫外线照射和充氧后回输给自身,每5～7d1次,5～7次为1个疗程。

(11)恢复期继续加强瘫痪肢体功能锻炼和言语功能训练,除药物外,可配合使用理疗、体疗和针灸等。

(九)预后

脑梗死发生后有的表现为恶化型卒中,有的在1～3周完全恢复而无后遗症,称为可逆性缺血性神经功能缺失(RIND),一部分表现为稳定型卒中。

凡病情和动脉硬化轻,心功能良好和侧支循环较佳者,治疗后多数恢复较好,少数常遗留有不同程度的后遗症。年老体弱、严重糖尿病、有昏迷及并发症或反复发作者预后不佳。

二、脑栓塞

(一)流行病学

任何年龄均可发病。因多数与心脏病尤其是风湿性心脏病有关,所以发病年龄以中青年居多。脑栓塞约占脑梗死的15%。

(二)病因与发病机制

脑动脉被进入血流的固体、液体或气体栓子所堵塞,发生脑栓塞。栓子来源有:风湿性心脏病、细菌性心内膜炎、心肌梗死、二尖瓣脱垂、左心房黏液瘤、动脉壁粥样硬化斑块脱落、胸部手术、气胸、气腹或各种减压病的气体栓塞、脂肪和癌肿栓塞等。临床上常为心脏病的并发症。

(三)病理

脑动脉栓塞后,由其供应的脑组织发生缺血、缺氧、水肿和坏死。梗死后8h脑组织灰白质界线不清,梗死区脑组织水肿,随后软化和坏死,约1个月液化的脑组织被吸收,并形成胶质瘢痕或空洞。由于小栓子引起的脑血管痉挛,大栓子形成的广泛脑水肿、颅内压增高,甚至可形成脑疝。此外炎性栓子还可引起局限性脑炎或脑脓肿等。

(四)临床表现

(1)起病急骤,有头痛、呕吐、意识丧失(为时短暂)。较大动脉阻塞可出现昏迷。

(2)抽搐发作较其他脑血管意外常见,多为局限性。

(3)栓塞多影响大脑中动脉,症状与体征同脑梗死。

(4)气体栓塞有头痛、眩晕、恶心,继而有失明、呼吸困难、发绀、抽搐发作,严重者可有休克。

(5)脂肪栓塞发生在损伤后数小时,往往先有肺梗死,出现咳嗽、呼吸困难、发绀、心动过速等,然后出现谵妄、抽搐、昏迷。此外,可伴有皮肤瘀点、尿中脂肪滴粒。

(五)辅助检查

1.影像学表现　首先选用非损伤性脑成像检查,包括 CT、MRI 等。CT 检查常有助于明确诊断,同时还可发现脑水肿及有无脑室受压、移位及脑疝形成等。

2.脑脊液检查　脑脊液除压力增高外多正常,但出血性梗死或细菌性栓子引起脑部感染时脑脊液可含红细胞或呈炎性改变,蛋白亦可增高。少数大范围梗死伴明显脑水肿者压力可达 200mmH₂O。梗死病变扩及脑表面时,脑脊液内白细胞和蛋白可稍增高。

3.脑血管造影　多采用经皮导管法和数字减影法(DSA)。X 线表现为动脉骤然终止,远端不能充盈,有时还能见到血管内有血栓造成的充盈缺损。脑血管造影检查可明确栓塞部位,但阴性者不能排除本病。

(六)诊断

(1)发病突然。

(2)以偏瘫、失语、癫痫发作最常见。可伴皮肤黏膜或内脏栓塞。

(3)多见于有风湿性心脏病或心房纤颤史的中青年人,也可见于亚急性细菌性心内膜炎和心肌梗死等患者;偶可由气体或脂肪栓子所致。

(4)脑脊液多无色透明,但出血性梗死或细菌性栓子引起脑部感染时脑脊液可含红细胞或呈炎性改变,蛋白亦可增高。少数大范围梗死伴明显脑水肿者压力可达 200mmH₂O。梗死病变扩及脑表面时,脑脊液内白细胞和蛋白可稍增高。

(5)脑 CT、MRI 可明确脑栓塞部位、范围、数目及是否伴有出血。

(七)鉴别诊断

主要与脑血栓形成和脑出血鉴别。

(八)治疗

应重视病因治疗,防止栓塞再发。适宜的抗凝治疗能显著改善脑栓塞患者的长期预后。

(1)治疗原发病,防止再发生栓塞。有心力衰竭时应及时治疗,改善心功能,气体栓塞时取头低侧卧位和高压氧疗法。脂肪栓塞可缓慢静注 20% 去氧胆酸钠 5～

10mL,每 2h 1 次,或缓慢静滴 5%酒精葡萄糖液 250～500mL,1 次/天,还可用扩容药、血管扩张药、5%碳酸氢钠注射液静滴,每日 2 次。细菌性栓塞可选用抗生素等治疗,疗程宜长。

(2)其他治疗基本同脑血栓形成,但输液速度宜放慢,防止心脏负荷过重引起或加重心力衰竭。脱水药用量宜少,以利尿药为主。也可使用颈交感神经封闭疗法,有助于解除由栓子刺激所致的反射性脑血管痉挛,1 次/天,10d 为 1 个疗程。

(九)预后

与病人年龄,栓子部位、大小和数量以及心血管系统功能状况有关。脑栓塞急性期病死率为 5%～15%,多死于严重脑水肿、脑疝、肺部感染和心力衰竭。心肌梗死所致的脑栓塞预后较差。存活的脑栓塞病人多遗留严重的后遗症。如栓子来源不能消除,多数患者可能复发,病死率更高。宜尽早进行预防性治疗。

三、腔隙性脑梗死

(一)流行病学

凡脑深部穿通动脉闭塞引起的脑梗死,经巨噬作用使留下梗死灶直径<20mm 者,称为腔隙性脑梗死。约占脑梗死的 20%。

(二)病因与发病机制

(1)高血压导致小动脉及微小动脉的脂质透明变性。

(2)大脑中动脉及基底动脉的粥样硬化累及和阻塞深穿支动脉。

(3)血流动力学改变如突然血压下降。

(4)各种类型的小栓子如红细胞、纤维蛋白、胆固醇、空气等阻塞小动脉。

(5)血液异常如红细胞增多症、血小板增多症、高凝状态。

(三)病理变化

多位于基底节、内囊、丘脑、脑桥,少数位于放射冠及脑室管膜下区。腔隙内含液体的腔洞样小软化灶,内有纤维的结缔组织小梁,并可见吞噬细胞,也可见基底节萎缩。

病变血管可见:①类纤维素性改变,血管壁增厚,小动脉过度扩张呈节段性,血脑屏障破坏,血浆性渗出。②脂肪玻璃样变样,多见于慢性非恶性高血压患者,直径<200μm 的穿通动脉,腔隙病灶中可发现动脉脂肪变性。③小动脉粥样硬化,见于慢性高血压患者,直径为 100～400μm 的血管,有典型的粥样斑块动脉狭窄及闭塞。④微动脉瘤:常见于慢性高血压患者。

(四)临床表现

临床症状一般较轻,除少数外,大多发病缓慢,12～72h达到高峰,部分病人有短暂缺血发作史。常见以下几种类型。

1.纯运动型 表现为面、舌、肢体不同程度瘫痪,而无感觉障碍、视野缺失、失语等。病灶位于放射冠、内囊、基底节、脑桥、延髓等。

2.纯感觉型 患者主诉半身麻木、牵拉感、发冷、发热、针刺、疼痛、肿胀、变大、变小或沉重感。检查可见一侧肢体、躯体感觉减退或消失。感觉障碍偶可见越过中线影响双侧鼻、舌、阴茎、肛门等,说明为丘脑性病灶。

3.共济失调性轻偏瘫型 表现为病变对侧的纯运动性轻偏瘫和小脑性共济失调,以下肢为重,也可有构音不全和眼震。是基底动脉的旁正中动脉闭塞而使脑桥基底部上1/3与下1/3交界处病变所致。

4.感觉运动型 多有偏身感觉障碍,继而出现轻偏瘫。为丘脑后腹核并累及内囊后肢的腔隙性梗死所致。

5.构音不全、手笨拙综合征 患者严重构音不全,吞咽困难,一侧中枢性面舌瘫,该侧手轻度无力伴有动作缓慢,笨拙(尤以精细动作如书写更为困难),指鼻试验不准,步态不稳,腱反射亢进和病理反射阳性。病灶位于脑桥基底部上1/3和下2/3交界处,也可能有同侧共济失调。

6.腔隙状态 多发性腔隙梗死累及双侧锥体束,出现精神异常、痴呆、假性球麻痹、双侧锥体束征、类帕金森病和尿便失禁等。但并非所有的多发性腔隙性梗死都是腔隙状态。

(五)辅助检查

(1)因病灶小,脑电图和脑血管造影均正常。

(2)累及听觉或体感通路时,脑干听觉和体感诱发电位可有异常。

(3)确诊依靠头颅CT,在病后8～11d检查较适宜,MRI对脑干腔隙梗死亦清晰可见。头颅CT可见深穿支供血区单个或多个直径<20mm病灶,圆形或椭圆形、长方形或楔形腔隙性阴影,边界清楚,无占位效应,增强时可见斑片状强化,多位于基底节、内囊、丘脑、脑桥,少数位于放射冠及脑室管膜下区。MRI显示腔隙病灶呈T_1等信号或低信号,T_2高信号,T_2加权像阳性率可达100%。

(4)PET、SPET早期即可发现脑组织缺血变化。

(六)诊断

(1)中年以后发病,且有长期高血压病史。

(2)临床症状符合上述腔隙性卒中典型表现之一者。

（3）实验室检查如脑电图、脑脊液及脑血管造影等无阳性发现。

（4）头颅 CT 及 MRI 检查证实与临床一致的腔隙病灶。

（七）鉴别诊断

本病应与脑血栓形成、脑栓塞和脑实质小出血灶鉴别。后者临床表现与本病相同，占脑出血 10％，出血量 0.3～10mL，仅能依靠 CT 或 MRI 检查明确诊断。

（八）治疗

本病的治疗，基本上同脑血栓形成，应积极治疗高血压，尤其是曾有腔隙性梗死者需要防止复发，同时应注意降压不能过快过低。血液流变学检查如有异常，应给予适当处理。

（九）预后

预后良好，短期内有完全恢复的可能。死亡率及致残率较低，但易复发。

第三节　脑出血

近年来我国脑卒中的发病人数不断增加，根据 1991～2000 年世界卫生组织 MONICA 方案对我国 15 组人群（每组包括 10 万人口）脑卒中事件的监测，脑出血年发病率由 20 世纪 90 年代初期的 98.5/10 万逐渐上升至 2000 年的 138.2/10 万，排除年龄增长因素，结果亦十分惊人。

中国人出血性卒中的比例远高于欧美人群，据"九五"研究结果，国人出血性卒中约占全部卒中的32.9％，而在欧美人群仅占 10％～15％，其中自发性脑出血（SICH）是最为常见的出血性卒中类型，占出血性卒中总数的 70％～80％，而且随着年龄的增长，发病率不断增高，与长期高血压及高龄患者脑血管淀粉样变有关。其中大约 50％为深部出血，35％为脑叶出血，10％为小脑内出血，6％为脑干出血。

脑出血对社会生产力破坏极大，严重威胁人群的健康。其中自发性脑出血预后甚差，发病 30d 内的死亡率为 35％～52％，且 50％的死亡发生在发病 48h 内。美国对 67 000 例脑内出血患者的调查结果表明：发病 6 个月后仅 20％的患者具有独立的生活能力。

一、病因及发病机制

脑出血的原因较多，最常见的是高血压。其他病因包括：脑动脉粥样硬化，血液病（白血病、再生障碍性贫血、血小板减少性紫癜、血友病、红细胞增多症和镰状细胞病等），以及动脉瘤、动静脉畸形、Moyamoya 病、脑动脉炎、硬膜静脉窦血栓形成、夹层动脉瘤、脑梗死继发脑出血、抗凝或溶栓治疗等。脑淀粉样血管病是脑出血的罕见原因,本病在老年患者(平均年龄 70 岁)最常见,典型病例为多灶性脑叶出血。偶见原发性或转移性脑肿瘤性出血。伴发出血的肿瘤包括多形性胶质母细胞瘤、黑色素瘤、绒毛膜癌、肾细胞癌及支气管源性癌等。

长期慢性高血压,会使脑血管发生一系列的病理变化:

1.脑内小动脉玻璃样变、纤维素样坏死和动脉瘤形成　脑动脉的外膜和中膜在结构上较其他脏器血管的结构要薄弱,在长期血压逐渐升高的患者中,脑内小动脉可发生玻璃样变和纤维素样坏死,这些病变使脑动脉管壁内发育完好的内膜受到损伤,高血压可促使这种被损伤的小动脉内膜破裂,形成夹层动脉瘤,动脉瘤破裂即可引起出血。在慢性高血压时,小动脉上还可间断发生直径约 1mm 的微动脉瘤,这种动脉瘤是经薄弱的中层膨出的内膜。当血压骤然升高,微动脉瘤或纤维素样坏死的细小动脉直接破裂,引起出血性卒中。

2.脑内小动脉痉挛　在高血压过程中,若平均动脉压迅速增高,可引起血管自动调节过强或不足,当血压超过自动调节上限而且持续时间较长,可导致弥散性血管痉挛,使进入微循环的血流量减少,引起毛细血管和神经元缺血,可使液体漏至细胞外间隙,发生脑水肿。同时毛细血管由于缺血、缺氧可导致破裂,发生点状出血,若病变广泛或呈多灶性,则可引起大片脑内出血。

二、病理

1.血肿扩大　血肿体积增大超过首次 CT 血肿体积的 33% 或达 20mL 为血肿扩大。血肿扩大是脑内出血病情进行性恶化的首要原因。血肿扩大的机制尚不清楚,目前的观点是血肿扩大是由于血管已破裂部位的持续出血或再次出血,但有证据表明血肿扩大可以是出血灶周围坏死和水肿组织内的继发性出血。这一观点与Fujii 等观察到外形不规则的血肿更容易扩大的现象吻合,因为血肿形状不规则提示多根血管的活动性出血。

2.血肿周围脑组织损伤　脑出血后血肿周围脑组织内存在复杂的病理生理变化过程,可引起血肿周围脑组织损伤和水肿形成。

(1)血肿周围脑组织缺血:脑出血后血肿周围脑组织局部血流量下降的原因有以下几种:①血肿直接压迫周围脑组织使血管床缩小;②血肿占位效应激活脑血流—容积自我调节系统,局部血流量下降;③血肿或血肿周围组织释放的血管活性物质引起血管痉挛等。该区域内的病理改变在一定时间内是可逆性的,如果能在此时间窗内给予适当的治疗措施,可使受损组织恢复功能,因此该区域称血肿周边半影区或半暗带。

（2）血肿周围脑组织水肿：主要有间质性和细胞性两种。其产生原因分别为缺血性、渗透性、代谢性和神经内分泌性。

缺血性水肿与机械压迫和血管活性物质异常升高有关。

血肿形成后很快开始溶解，血浆中的各种蛋白质、细胞膜性成分降解物即由细胞内逸出的各种大分子物质，可经组织间隙向脑组织渗透，引起细胞外间隙的胶体渗透压升高，造成渗透性水肿。

血肿溶解可以释放细胞毒性物质引起细胞代谢紊乱，最终导致细胞死亡或细胞水肿，主要有血红蛋白、自由基、蛋白酶等。蛋白酶中以凝血酶和基质金属蛋白酶（MMPs）最重要。凝血酶可诱发脑水肿形成，凝血酶抑制剂则可阻止凝血酶诱发脑水肿形成。脑内出血后 MMPs 活性增高，血管基质破坏增加，血-脑屏障完整性破坏，通透性增加，引起血管源性水肿，使用 MMPs 抑制剂可减轻水肿。

高血压性脑内出血后血管加压素与心房利钠肽的水平失衡及由此产生的脑细胞体积调节障碍，也可能引起细胞或组织水肿。

（3）颅内压增高：脑出血后因血肿的占位效应使颅内压增高，而且由于血肿压迫周围组织及血液中血管活性物质的释放引起的继发性脑缺血、脑水肿，可进一步使颅内压升高。

三、临床表现

脑出血好发于 50～70 岁，男性略多见，多在冬春季发病。患者多有高血压病史。在情绪激动或活动时易发生，发病前多无预兆，少数可有头痛、头晕、肢体麻木等前驱症状。临床症状常在数分钟到数小时内达到高峰，临床特点可因出血部位及出血量不同各异。

1.基底节内囊区出血　基底节内囊区是高血压颅内出血最常见的部位，约占全部脑出血的 60%，该区域由众多动脉供血。

（1）前部型：占 12%左右，由 Heubner 返动脉供血（包括尾状核），主要累及尾状核头和（或）体（均称为尾状核出血），易破入侧脑室前角，严重者可同时累及第Ⅲ、第Ⅳ脑室，血肿可向后外侧延伸，损伤内囊前肢与壳核前部。

临床特征：严重头痛和明显的脑膜刺激症状，类似蛛网膜下腔出血，多无意识障碍，个别患者可出现病初一过性嗜睡。若血肿向后外侧延伸累及内囊前肢和（或）壳核前部可出现程度较轻的语言障碍，对侧偏身运动、感觉功能缺损，通常预后较好。无精神异常、眼球分离、凝视、眼震、癫痫发作等症状。50%患者完全恢复正常,70%患者预后良好。

(2)中间型:占7%左右,最为罕见,由内侧豆-纹动脉供血,血肿累及苍白球及壳核中部,可向后累及内囊膝部或向前外侧破入侧脑室。

临床特征:患者意识多不受影响,可有一过性嗜睡,但几天后恢复正常。该型出血虽死亡率极低,但可导致较严重的失语和(或)偏身症状,无精神异常、眼球分离、癫痫发作等症状。预后差,患者多留有较明显的后遗症,50%以上存在严重残障。

(3)后中间型:占10%左右,由脉络膜前动脉供血,通常位于内囊后肢前半部分,常向内囊膝部扩展,可导致壳核中部或丘脑外侧受压。若血肿较大可破入第Ⅲ、第Ⅳ脑室并导致昏迷。

临床特征:多数患者神志清楚,50%患者存在语言障碍,几乎所有患者均不同程度出现对侧面部、肢体运动障碍,60%以上患者存在偏身感觉缺失。无精神异常、眼球分离、癫痫发作等症状。预后较中间型好,多数恢复良好,近1/3患者可遗留中重度残障,几乎没有死亡病例。

(4)后外侧型:是仅次于外侧型的常见基底节内囊区出血,所占比例近20%,由外侧豆-纹动脉后内侧支供血。血肿位于豆状核后部的内囊区域,平均出血量30mL,最大可达90mL,血肿相对较大,主要向前侧延伸,累及颞叶峡部白质、壳核前部和(或)内囊区豆状核后部,少数可经前角破入侧脑室,严重者可同时累及蛛网膜下腔。

临床特征:多数患者神志清楚或仅有一过性意识障碍,出血量大者可有昏迷及瞳孔改变。30%病例出现共轭凝视,80%以上患者有语言障碍,几乎所有患者存在不同程度对侧面部、肢体感觉及运动障碍。脑疝时有瞳孔改变,无眼球分离。预后较差,20%患者死亡,存活病例多遗留重度残障。

(5)外侧型:最为常见,占40%左右,虽该型出血多被当作壳核出血,但头MRI证实其为介于壳核和岛叶皮质之间的裂隙样出血,不直接累及壳核。由外侧豆-纹动脉的大部分外侧支供血,原发灶位于壳核外部和岛叶皮层,多为凸透镜形和卵圆形,平均出血量20mL,最大80mL。常向前外侧扩展,可向内经前角破入侧脑室。

临床特征:多数患者神志清楚或仅有轻度意识水平下降,血肿较大者可出现昏迷。优势半球出血患者多有失语,非优势半球出血患者近50%出现构音障碍。出血量大患者可出现共轭凝视麻痹、瞳孔改变及癫痫发作。所有患者均存在不同程度偏身麻痹,60%以上患者出现对侧偏身感觉障碍。50%以上患者遗留中至重度残障,近10%患者死亡。

(6)大量出血型：发病率亦较高，血肿占据全部或大部分的基底节内囊区域，血肿极大(最大144mL，平均70mL)，仅偶尔尾状核及内囊前肢得以保留，以致不能找到原发出血部位。常向前外侧延伸，50％以上破入侧脑室及第Ⅲ、第Ⅳ脑室，严重者可同时破入蛛网膜下腔。

临床特征：意识、言语障碍，中至重度偏身感觉、运动缺失几乎出现于所有患者，共轭凝视或眼位改变(眼球分离或固定)。血肿常导致中线移位并继发Monro孔梗阻导致对侧脑室扩张，严重者常在几分钟或几小时内出现枕大孔疝或颞叶沟回疝，从而引起意识水平进一步下降及四肢瘫和脑干损伤所致的眼动障碍等脑疝症状，甚至错过住院治疗时机。几乎所有患者预后差，近50％患者死亡。

2.丘脑出血 由丘脑膝状动脉和丘脑穿通动脉破裂所致，在脑出血中较常见，占全部脑出血的15％～24％，致残率、病死率均高。高龄、高血压是丘脑出血的主要因素，高脂血症、糖尿病、吸烟、饮酒是相关因素。

临床表现为突发对侧偏瘫、偏身感觉障碍，甚至偏盲等内囊性三偏症状，CT扫描呈圆形、椭圆形或不规则形境界比较清楚的高密度血肿影，意识障碍多见且较重，出血波及丘脑下部或破入第三脑室则出现昏迷加深、瞳孔缩小、去皮质强直等中线症状。

由于丘脑复杂的结构功能与毗邻关系，其临床表现复杂多样。如为小量出血或出血局限于丘脑内侧则症状较轻；丘脑中间腹侧核受累可出现运动性震颤、帕金森综合征表现；累及丘脑底核或纹状体可呈偏身舞蹈—投掷样运动。

3.脑桥出血 约占全部脑出血的10％，主要由基底动脉的脑桥支破裂出血引起，出血灶多位于脑桥基底与被盖部之间。

原发性脑桥出血病人中以大量出血型和基底被盖型死亡率最高，但两者之间无明显差异，单侧被盖型死亡率最低。在实际工作中要注意：①技术上采用薄层、小间隔扫描手段；②充分重视病人症状，特别是那些无法用CT特征来解释的脑桥损害症状，必要时可做MR扫描，以提高小病灶的检出率。

4.中脑出血 罕见。但应用CT及MRI检查并结合临床已可确诊，轻症表现为一侧或双侧动眼神经不全瘫痪或Weber综合征；重症表现为深昏迷，四肢弛缓性瘫痪，可迅速死亡。

5.小脑出血 多由小脑齿状核动脉破裂所致，约占脑出血的10％。自发性小脑出血的常见病因是高血压动脉硬化、脑血管畸形、脑动脉瘤、血液病及应用抗凝药，在成年人高血压动脉硬化是小脑出血的最常见原因，占50％～70％。

发病初期大多意识清楚或有轻度意识障碍，表现眩晕、频繁呕吐、枕部剧烈头痛和平衡障碍等，但无肢体瘫痪是其常见的临床特点；轻症者表现出一侧肢体笨拙、行动不稳、共济失调和眼球震颤，无瘫痪；两眼向病灶对侧凝视，吞咽及发音困难，四肢锥体束征，病侧或对侧瞳孔缩小、对光反射减弱，晚期瞳孔散大，中枢性呼吸障碍，最后因枕大孔疝死亡；暴发型则常突然昏迷，在数小时内迅速死亡。如出血量较大，病情迅速进展，发病时或发病后 12～24h 出现昏迷及脑干受压征象，可有面神经麻痹、两眼凝视病灶对侧、肢体瘫痪及病理反射出现等。

由于小脑的代偿能力较强，小脑出血的临床征象变化多样，缺乏特异性，早期临床诊断较为困难，故临床上遇下列情况应注意小脑出血的可能：①40 岁以上并有高血压病史；②以眩晕、呕吐、头痛起病；③有眼震、共济失调，脑膜刺激征阳性；④发病后迅速或渐进入昏迷，伴瞳孔缩小、凝视、麻痹、双侧病理征、偏瘫或四肢瘫。

6.脑叶出血　约占脑出血的 10%，常由脑动静脉畸形、Moyamoya 病、血管淀粉样病变、肿瘤等所致。出血以顶叶最常见，其次为颞叶、枕叶、额叶，也可有多发脑叶出血。常表现头痛、呕吐、脑膜刺激征及出血脑叶的局灶定位症状，如额叶出血可有偏瘫、Broca 失语、摸索等；颞叶出血可有 Wernicke 失语、精神症状；枕叶出血可有视野缺损；顶叶出血可有偏身感觉障碍、空间构象障碍。抽搐较其他部位出血常见，昏迷较少见；部分病例缺乏脑叶的定位症状。

7.脑室出血　占脑出血的 3%～5%，由脑室内脉络丛动脉或室管膜下动脉破裂出血，血液直流入脑室内所致，又称原发性脑室出血。原发性脑室出血最常见的部位是侧脑室，其次是第Ⅲ脑室和第Ⅳ脑室。目前未见有文献报道透明隔腔（第Ⅴ脑室）内原发出血。

多数病例为小量脑室出血，常有头痛、呕吐、脑膜刺激征，一般无意识障碍及局灶性神经缺损症状，血性 CSF，酷似蛛网膜下腔出血，可完全恢复，预后良好。大量脑室出血造成脑室铸型或引起急性梗阻性脑积水未及时解除者，其临床过程符合传统描述的脑室出血表现：起病急骤，迅速出现昏迷、频繁呕吐、针尖样瞳孔、眼球分离斜视或浮动、四肢弛缓性瘫痪及去脑强直发作等，病情危笃，预后不良，多在 24h 内死亡。而大多数原发性脑室出血不具备这些"典型"的表现。

由于原发性脑室出血没有脑实质损害或损害较轻，若无脑积水或及时解除，其预后要比继发性脑室出血好。与继发性脑室出血相比，原发性脑室出血有以下临床特点：高发年龄分布两极化；意识障碍较轻或无；可亚急性或慢性起病；定位体征不明显，即运动障碍轻或缺如，脑神经受累及瞳孔异常少见；多以认识功能障碍或精神症状为常见表现。

四、诊断

1.病史询问　为了及时地发现和诊断脑出血,详细的病史询问是必不可少的。

(1)对症状的询问:了解发病时间,是白天起病还是晨起发病。如果病人是睡醒后发病,那么发病时间要从最后看似正常的时间算起。如果患者出现瘫痪,要了解瘫痪的发病形式,如是否急性起病,起病的诱因;病史中有无导致全身血压下降的情况、由坐位或卧位变为直立位后发病等;肢体无力的进展和波动情况;有无麻木、疼痛、肌肉萎缩等伴随症状。如果合并头痛,要询问头痛的性质、部位、发作频率。如果出现眩晕,则要询问有无恶心、呕吐、出汗、耳鸣、听力减退、血压和脉搏的改变,以及发作的诱因和持续时间,以帮助鉴别周围性眩晕和中枢性眩晕。

(2)对既往病史的询问:对于来诊的患者要询问患者的既往病史,如有无高血压、心脏病、糖尿病等相关病史;同时了解患者既往有无类似短暂性脑缺血发作的症状,尤其要注意易被患者忽略的单眼黑矇;如果是中青年女性,还要询问有无避孕药服用史、多次自然流产史。除了个人既往病史以外,还要简要询问患者的家族中有无类似的病史。

2.体格检查　病史采集完成后,要对患者进行神经系统体格检查和全身检查。对于脑出血患者,除了重要的神经系统检查外,还需着重检查以下几个方面。

(1)双侧颈动脉和桡动脉扪诊:检查双侧动脉搏动是否对称,同时可以初步了解心律是否齐整。

(2)测量双上肢血压。

(3)体表血管听诊:选择钟形听诊器,放在各个动脉在体表的标志。

①颈动脉听诊区:胸锁乳突肌外缘与甲状软骨连线的交点。

②椎动脉听诊区:胸锁乳突肌后缘上方,颈2、3横突水平。

③锁骨下动脉听诊区:锁骨上窝内侧。

④眼动脉听诊区:嘱患者轻闭双眼,将听诊器放在眼部上方。

3.结构影像学检查　影像学检查方法包括 CT 和 MRI 成像。随着 CT、MRI 成像技术的不断提高,以及密度分辨力和空间分辨力的进一步完善,CT 和 MRI 已成为脑血管病的主要检查方法之一。

(1)头部 CT 检查:头颅 CT 是诊断脑出血的首选检查。急性脑内出血的 CT 检查以平扫为主,一般不需强化检查。急性脑实质内出血在 CT 平扫图像上表现为高密度影,病灶边缘清楚。当血肿破入脑室后常常可以观察到脑室内的血液平面。

(2)头部磁共振成像:超急性期血肿发病 2~3h,很难产生异常信号,此时 CT 可显示血肿存在。急性期血肿发病数小时至数天,稍长 T_1,短 T_2。亚急性期血肿发病数天至数月,短 T_1 长 T_2。慢性期血肿发病数月至不定期,长 T_1 短 T_2。

梯度回波序列也称为场回波序列,是非常基本的磁共振成像序列。由于具有许多优点,在各个系统都得到了广泛的应用。发病 6h 内急性卒中的多中心研究表明,梯度回波 MRI 在发现急性出血方面与 CT 检查一样精确,但在发现慢性出血方面优于 CT。MRI 在发现相关的血管畸形尤其是海绵状血管瘤方面也优于 CT,但是 MRI 并不像 CT 一样适用于全部患者。

4.血管影像学检查

(1)头部 CTA:是一种静脉注射含碘造影剂后,利用计算机三维重建方法合成的无创性血管造影术,可以三维显示颅内血管系统。CTA 对 Willis 环周围>4mm 的颅内动脉瘤可达到与 DSA 相同的检出率,而且可以明确 DSA 显示不理想的动脉瘤的瘤颈和载瘤动脉的情况。对血栓性动脉瘤的检测 CTA 明显优于 DSA。CTA 对动静脉畸形(AVM)血管团的显示率达 100%,其中供血动脉的显示率为 93.9%,引流静脉的显示率为 87.8%。CTA 对脑动脉狭窄的显示基本达到与 DSA 相同的效果。CTA 是有效的无创伤性血管成像技术,在很大程度上可替代有创性 DSA。

(2)头部 MRA(V):可以很好地显示颅内大动脉的形态,以及动脉发生病变时的一些侧支循环。

MRA 对正常脑动静脉的显示和对异常血管的显示有很好的效果,除对显示前交通动脉和后交通动脉的敏感性和特异性稍低外,对显示大脑前、中、后动脉,基底动脉和颈内动脉的敏感性和特异性均接近 100%。MRA 可以显示脑 AVM 的供血动脉、血管团和引流静脉,可以显示动静脉瘘的动脉、瘘口的位置和大小,静脉的扩张程度和引流方向。对于>5mm 的动脉瘤,MRA 的显示率可达 100%,并且结合原图像可以显示那些 DSA 不能显示的有血栓形成的动脉瘤。MRA 对<5mm 直径的脑动脉瘤漏诊率较高,对发生颅内出血的脑动脉瘤患者 MRA 不能替代常规脑血管造影做介入治疗。MRA 对脑动脉狭窄显示直观,与 DSA 的相关性较好,但当动脉狭窄严重程度达 75% 以上时,有过高评价的倾向。

MRV 对上下静脉窦、直窦、横窦、乙状窦、大脑内和大脑大静脉的显示率达 100%,对岩上窦和岩下窦的显示率也达 85%。MRV 可显示脑静脉血栓的范围、是否完全闭塞和侧支引流的情况等。

(3)颈部 MRA:磁共振对比增强血管三维成像(3DCE-MRA)可从任一角度观

察血管的 3D 血管图像。与传统非增强 MRA 相比,该技术与血液的流动增强无关,不需空间饱和,对平行于扫描平面的血管也能很好显示,因此可通过冠状位激发扫描,显示包括颈部大血管根部至颅内 Willis 环的颈部血管全程。3DCE-MRA 可同时显示两侧头、颈部所有血管的受累情况,即受累血管段及其范围以及狭窄程度或闭塞后侧支循环血管情况。3DCE MRA 上动脉闭塞表现为动脉血流中断和远端动脉不显影;动脉狭窄表现为动脉腔节段性狭窄,其远端动脉分支减少,或显影差,有的动脉表现为该段动脉血流中断,但其远端动脉仍显影;明显的动脉硬化表现为动脉管腔粗细不均,呈"串珠状"。因此,3DCE-MRA 可为临床血管性病变的筛选检查、制订治疗方案提供依据。

(4)血管造影:数字减影血管造影(DSA)具有很好的空间分辨率,可以显示 0.5mm 的脑血管,清晰显示脑血管各级分支的大小、位置、形态和变异。主要用于需要造影确诊或是否适合介入治疗的脑血管病。DSA 可以用于了解脑动脉狭窄的部位程度;明确脑血栓形成时血管闭塞的部位和动脉溶栓;可以显示颅内动脉瘤的情况;显示 AVM 供血动脉的来源和引流静脉的方向等,为手术和介入治疗提供详细的资料。

目前认为 DSA 是诊断脑供血动脉狭窄的金标准,同时也是判断狭窄程度的有效方法,为临床治疗提供可靠依据。

血管造影的指征包括出血伴有 SAH、局部异常钙化影、明显的血管畸形、异常的出血部位等,不明原因的出血,如孤立的脑室出血也需行血管造影。患高血压和深部出血的老年患者尽量避免血管造影检查。行血管造影检查的时间需依据患者病情诊断的需要及外科手术干预的潜在时间。脑疝患者在血管造影检查前需紧急手术,病情稳定的动脉瘤或血管畸形的患者在任何干预之前应行血管造影检查。

5.头部 CT 灌注影像　是脑功能成像方法之一,是通过研究脑组织的血流灌注状态以及组织血管化程度来揭示脑组织的病理解剖和病理生理改变的一种检查手段。

CT 灌注成像是临床脑出血周围组织损伤研究较为理想的方法,一次检查可同时产生有关血肿体积的解剖学信息,以及有关血肿周围组织脑血流动力学变化的功能信息。CT 灌注成像空间分辨率高,成像速度快,可对血肿周围组织脑血流动力学参数进行定量测量,有助于脑出血病人个体化救治和预后评估。

在 CT 灌注成像所用的参数中,TTP 较为敏感,所有被观察对象均清晰地显示出血肿周围 TTP 延长区,TTP 持续延长提示由血肿占位效应引起的脑微循环障碍在脑内出血慢性期可依然存在。MTT 可以敏感地显示出血管远端局部灌注压的降低,对脑组织灌注异常具有良好的预测性。rCBF 和 rCBV 可以准确地反映出脑出血后血肿周围组织的灌注状态,对于判断血肿周围组织缺血性损伤有重要的价值。

6.实验室检查　脑出血患者常规实验室检查包括血常规、电解质、BUN、肌酐、血糖、心电图、X 线胸片、凝血功能,青中年患者应行药物筛查排除可卡因的应用,育龄女性应行妊娠试验。

血糖升高可能是机体的应激反应或脑出血严重性的反应。华法林的应用,反映凝血酶原时间或国际标准化比值(INR)的升高,是血肿扩大的一个危险因素($OR=6.2$),且较未应用华法林患者血肿扩大的持续时间长。

近来研究表明,检测血清生物学标志物有助于判断 ICH 患者的预后,且能提供病理生理学线索。金属蛋白酶是降解细胞外基质的酶,脑出血发生后此酶被炎症因子激活。脑出血发生 24h 后基质金属蛋白酶-9(MMP-9)水平与血肿相关,而 MMP-3 在卒中发生后的 24~48h 与死亡相关,两者的水平与残腔体积相关。细胞纤维连接蛋白(c-Fn)是一种糖蛋白,具有黏附血小板及纤维蛋白的作用,是血管损伤的标志。一项研究表明:c-Fn 高于 $6\mu g/mL$ 或 IL-6 高于 $24pg/mL$ 与血肿扩大独立相关。另一项研究表明,肿瘤坏死因子-α(TNF-α)与血肿周围水肿相关,而谷氨酸盐水平则与血肿的残腔体积相关。这些血清标志物的临床应用需要进一步研究。

五、鉴别诊断

(1)壳核、丘脑及脑叶的高血压性脑出血与脑梗死难以鉴别。在某种程度上,严重的头痛、恶心、呕吐,以及意识障碍可能是发生脑出血的有用线索,CT 检查可以识别病变。脑干卒中或小脑梗死可似小脑出血,CT 扫描或 MRI 是最有用的诊断方法。

(2)外伤性脑出血是闭合性头部外伤的常见后果。这类出血可发生于受冲击处颅骨下或冲击直接相对的部位(对冲伤),最常见的部位是额极和颞极。外伤史可提供诊断线索。外伤性脑出血的 CT 扫描表现可延迟至伤后 24h 显影,MRI 可早期发现异常。

(3)突然发病、迅速陷入昏迷的脑出血患者须与全身性中毒(酒精、药物、CO)及代谢性疾病(糖尿病、低血糖、肝性昏迷、尿毒症)鉴别,病史、相关实验室检查和头部 CT 检查可提供诊断线索。

(4)急性周围性前庭病可引起恶心、呕吐及步态共济失调等症,与小脑出血极为相似。然而,发病时严重头痛、意识障碍、血压升高或高龄等均强烈支持小脑出血。

六、治疗

脑出血病情凶险,经常有血压和颅内压升高,经常需要气管插管和辅助通气,所以脑出血患者的监测与管理应在重症监护室进行。

需要监测神经功能状态、脉搏、血压、体温和氧饱和度。氧饱和度<95％,需要吸氧;意识水平下降或气道阻塞时,应进行气道支持和辅助通气。

1.血压的管理　脑出血的急性期血压会明显升高,血压的升高会加剧脑出血量,增加死亡风险、神经功能恶化及残疾率,因此血压的控制尤为重要。脑出血急性期后,如无明显禁忌,建议良好控制血压,尤其对于出血位于高血压性血管病变部位者。脑出血急性期后,推荐的血压控制目标是<140/90mmHg,合并糖尿病和慢性肾损害者<130/80mmHg。脑出血急性期高血压的药物治疗,推荐的一线降压药物为口服卡托普利 6.25～12.5mg,但是其作用短暂,且降压迅速。静脉用药的一线选择为半衰期短的降压药物。在美国和加拿大推荐使用静脉注射拉贝洛尔,或者盐酸艾司洛尔、尼卡地平、依那普利。静脉注射乌拉地尔的应用也日益广泛。最后,必要时应用硝普钠,但是其主要不良反应有反射性心动过速、冠状动脉缺血、抗血小板活性、增高颅内压和降低脑灌注压。静脉注射治疗高血压需要对血压进行连续监测。

2.血糖的管理　在脑出血后最初 24h 内持续高血糖(>140mg/dL)提示预后不良。血清葡萄糖>185mg/dL 时,建议静脉滴注胰岛素治疗,并密切监测血糖浓度并调整胰岛素剂量,以避免发生低血糖。

3.颅内压增高的治疗　颅内压增高、脑水肿和血肿占位效应都会使脑出血后的致残率和死亡率升高。对于怀疑颅内压增高和意识水平持续下降的患者,需要进行连续有创颅内压监测,但是其应用价值是否优于临床和放射学监测仍未被证实。

对于脑出血后颅内压增高的治疗应当是一个平衡和逐步的过程。抬高床头、镇痛和镇静,渗透性利尿药(甘露醇和高张盐水)、经脑室导管引流脑脊液、过度通气,目前仍不推荐使用类固醇激素。同步监测颅内压和血压,以使脑灌注压>70mmHg。

4.脑出血并发症预防和治疗　病情不严重的患者采取措施预防亚急性并发

症,如吸入性肺炎、深静脉血栓形成和压力性溃疡等。脑出血患者临床稳定后,应进行早期活动和康复治疗。

(1)发热:查找感染证据。治疗发热源,给发热的患者使用退热药以降低体温。

(2)控制感染:应用适当的抗生素治疗脑出血后感染。不建议预防性应用抗生素。

(3)预防深静脉血栓形成:有轻偏瘫或偏瘫患者使用间歇充气加压装置预防静脉血栓栓塞。如果脑出血停止,发病3～4d后,可以考虑给偏瘫患者皮下注射低剂量低分子肝素或普通肝素治疗。

(4)痫性发作:脑出血患者有临床痫性发作时,给予适当抗癫痫药物治疗;脑叶出血的患者在发病后立即短期预防性应用抗癫痫药,可能降低其早期痫性发作的风险。

5.治疗凝血异常和纤维蛋白溶解引起的脑出血   使用鱼精蛋白逆转肝素引起的脑出血;华法林引起的脑出血,静脉给予维生素 K 以逆转华法林的效应,并给予凝血因子替代治疗;溶栓引起的脑出血使用凝血因子和血小板替代。合并严重凝血因子缺陷或严重血小板减少的患者,应该适当补充凝血因子或输注血小板。

6.脑出血的外科治疗   外科治疗的意义:对于大多数脑出血患者而言,手术的作用尚不确定;对于有手术指征的脑出血患者,血肿的清除减少了血肿量,降低颅内压,提高了受损半球的灌注压及减少神经细胞毒性水肿。

外科治疗指征:小脑出血伴神经功能继续恶化或脑干受压或脑室梗阻引起脑积水,应尽快手术清除血肿;脑叶出血超过 30mL 且血肿距皮质表面 1cm 以内者,可以考虑血肿清除术。

手术时机:超早期开颅术能改善功能结局或降低死亡率。极早期开颅术可能使再出血的风险加大。严密监测病情,及时进行手术评估。

七、预后

脑出血急性期的死亡率为 35％～52％,脑出血的预后与血肿的大小,与 GCS 评分、脑水肿、破入脑室、出血部位、中线移位、意识水平、年龄、发热、高血糖及血压等相关。脑出血的 10 年存活率约为 24.1％。

多数脑出血患者会发生功能残疾,因此所有的 ICH 患者都应当接受多方面的康复训练。如果可能的话,康复应该尽早开始并于出院后在社区继续进行,并形成良好协作的项目,以实现早期出院和以家庭为基础的康复促进恢复。

第四节　蛛网膜下腔出血

一、流行病学

蛛网膜下腔出血 80% 的发病年龄在 30～69 岁,但任何年龄均可发病。1/3 的病人发病时是正在从事某一特殊活动,如举重、弯腰、运动、大小便等。

二、病因与发病机制

凡能引起脑出血的病因也能引起本病,但以颅内动脉瘤、动静脉畸形、高血压动脉硬化症、脑底异常血管网和血液病等常见。血管畸形破裂多见于青少年,囊状动脉瘤破裂多见于中年,动脉粥样硬化出血多见于老年。

蛛网膜下腔出血多在情绪激动或过度用力时发病。动脉瘤好发于脑底动脉环的大动脉分支处,以该环的前半部较多见。动静脉畸形多位于大脑半球大脑中动脉分布区。当血管破裂血流入脑蛛网膜下腔后,颅腔内容物增加,压力增高,并继发脑血管痉挛。后者系因出血后血凝块和围绕血管壁的纤维索的牵引(机械因素),血管壁平滑肌细胞间形成的神经肌肉接头产生广泛缺血性损害和水肿。另外大量积血或凝血块沉积于颅底,部分凝集的红细胞还可堵塞蛛网膜绒毛间的小沟,使脑脊液的回吸收被阻,因而可发生急性交通性脑积水,使颅内压急骤升高,进一步减少了脑血流量,加重了脑水肿,甚至导致脑疝形成。以上均可使患者病情稳定好转后,再次出现意识障碍或局限性神经症状。

三、病理

血液进入蛛网膜下腔后,血性脑脊液可激惹血管、脑膜和神经根等脑组织,引起无菌性脑膜炎反应。脑表面常有薄层凝块掩盖,有时可找到破裂的动脉瘤或血管。随着时间推移,大量红细胞开始溶解,释放出含铁血黄素,使软脑膜呈现不同程度的粘连。如脑沟中的红细胞溶解,蛛网膜绒毛细胞间小沟再开通,则脑脊液的回吸收可以恢复。

四、临床表现

(1)好发于青壮年,起病前常有头晕、头痛、眩晕或眼肌麻痹等。
(2)起病急骤,发病前无先兆,常在情绪激动、用力排便、剧烈运动时发病。

（3）剧烈头痛、面色苍白、恶心、呕吐、全身出冷汗。一般意识清醒，严重者可有不同程度的意识障碍。部分病人可有全身性或局限性癫痫发作。

（4）精神症状表现为定向障碍、近事遗忘、虚构、幻觉、谵妄、木僵、性格改变，有的患者表情淡漠或欣快、嗜睡、畏光。

（5）特征性表现为颈项强直、Kernig 征、Brudzinski 征阳性。深昏迷脑膜刺激征不明显。常伴有一侧动眼神经麻痹、视野缺损，眼底可见视网膜前即玻璃体膜下片状出血。

（6）部分病人可有单瘫、偏瘫或截瘫。

（7）病后可患正常颅压脑积水，主要表现为痴呆、遗忘、步态不稳、行走困难及尿失禁。

五、辅助检查

1.腰椎穿刺　脑脊液压力增高，呈均匀血性，蛋白增高。注意：①发病后即做腰穿，血液尚未到达腰池，脑脊液仍清亮。②脑脊液红细胞在 7～14d 消失。③因胆红质存在，脑脊液可黄变，在 2～6 周后消失。④因出血刺激，反应性白细胞增高可持续 1～2 周。

2.外周血检查　发病初期部分患者周围血中白细胞可增高，且多伴有核左移。

3.CT 检查　4d 内头颅 CT 扫描，阳性率为 75%～85%，表现为颅底各池、大脑纵裂及脑沟密度增高，积血较厚处提示可能是破裂动脉所在处或其附近部位。

4.脑血管造影　早期行造影，可判明动脉瘤或血管畸形部位、大小，有时可发现脑内血肿及动脉痉挛。

5.心电图　可有心律失常，并以心动过速、传导阻滞较多见。

六、诊断

本病诊断较易，如突发剧烈头痛及呕吐，面色苍白，冷汗，脑膜刺激征阳性以及血性脑脊液，头颅 CT 见颅底各池、大脑纵裂及脑沟中积血等。少数患者，特别是老年人头痛等临床症状不明显，应避免漏诊，及时腰穿或头颅 CT 检查可明确诊断。诊断依据如下：

（1）在活动或激动时突然发病。

（2）迅速出现剧烈头痛、呕吐或伴有短暂性意识障碍。

（3）脑膜刺激征明显。但肢体瘫痪等局灶性神经体征缺如或较轻，少数可有精神症状。

七、鉴别诊断

通过病史、神经系统检查、脑血管造影及头颅 CT 检查,可协助病因诊断与鉴别诊断。除与其他脑血管病鉴别外,还应与下列疾病鉴别。

1.脑膜炎　有全身中毒症状,发病有一定过程,脑脊液呈炎性改变。

2.静脉窦血栓形成　多在产后发病或病前有感染史,面部及头皮可见静脉扩张,脑膜刺激征阴性,脑脊液一般无血性改变。

八、治疗

蛛网膜下腔出血病死率高,再次出血多在发病后 2～3 周,病死率更高。严重动脉痉挛威胁生命,治疗上应予注意。

治疗原则:防止再次出血,减轻动脉痉挛,治疗并发症。

(1)保持环境安静,绝对卧床休息 4～6 周。避免用力咳嗽、喷嚏及不必要的激动。头痛剧烈可用镇静及止痛药。

(2)止血药物 6-氨基己酸 24～36g 加入 5％葡萄糖溶液静脉滴注,情况平稳后改用口服。

(3)降低颅内压。颅内压增高有强烈头痛,经药物治疗效果不明显,可考虑行腰椎穿刺,缓慢放脑脊液。急剧颅内压增高甚至可用脑室引流以降低颅内压,挽救生命。

(4)维持平时的血压水平。有心脏损害者,应采取相应的治疗措施。

(5)注意营养和水、电解质平衡。

(6)解除动脉痉挛。

①尼莫通 50mL,静脉滴注,1 次/天。

②尼立苏(尼莫地平注射液)8～24g,静脉滴注,1 次/天。

(7)脑内血肿经影像学明确诊断后,可急症手术以清除血肿。选择性手术造影证实有动脉瘤或血管畸形,行结扎手术;或行动脉瘤带钳夹术或切除畸形。此外,可考虑颈总动脉结扎术,动脉瘤壁用氰基丙烯酸甲酯等加固术。

九、预后

脑蛛网膜下腔出血后的病程及预后取决于其病因、病情、血压情况、年龄及神经系统体征。动脉瘤破裂引起的蛛网膜下腔出血预后较差,脑血管畸形所致的蛛网膜下腔出血常较易恢复。原因不明者预后较好,复发机会较少。年老体弱者,意识障碍进行性加重,血压增高和颅内压明显增高或偏瘫、失语、抽搐者预后均较差。

第三章　周围神经疾病

第一节　脑神经疾病

一、嗅神经损害

(一)病因

嗅神经损害主要为传导嗅觉纤维被阻断所致。嗅神经很短,至今尚无原发性嗅神经病的报道,常与其他脑神经疾病合并存在或继发于其他疾病,主要症状为嗅觉障碍。常见的致病原因为颅内血肿,颅前窝、鞍区与鞍旁肿瘤,外伤,颅内压增高症与脑积水,老年性嗅神经萎缩,各种中毒及感染等。

(二)临床表现

嗅神经损害的主要表现为嗅觉减退、缺失,嗅幻觉与嗅觉过敏等。

(三)辅助检查

头颅 MRI 可检查出占位病变。

(四)诊断

1.颅底肿瘤　以嗅沟脑膜瘤最为常见,病人常有慢性头痛与精神障碍。因嗅神经受压产生一侧或两侧嗅觉丧失。随着肿瘤的生长产生颅内高压症状,颅脑 CT 常能明确诊断。

2.某些伴有痴呆的中枢神经病(早老性痴呆、柯萨可夫精神病、遗传性舞蹈病等)　常见于中老年病人,有嗅神经萎缩引起双侧嗅觉减退,有阳性家族史。颅脑 CT、MRI 常见脑萎缩等。

3.颅脑损伤　颅前窝骨折及额叶底面的脑挫裂伤及血肿可引起嗅神经的撕裂与压迫,而引起嗅觉丧失,根据明确的外伤史、头颅 X 线、CT 等可明确诊断。

4.颞叶癫痫　颞叶癫痫临床表现多种多样,钩回发作时表现嗅幻觉及梦样状态,病人可嗅到一种不愉快的难闻气味,如腐烂食品、尸体、烧焦物品、化学品的气味,脑电图检查可见颞叶局灶性异常波。

(五)鉴别诊断

1.精神分裂症 在某些精神分裂症患者,嗅幻觉可作为一种症状或与其他幻觉和妄想结合在一起表现出来,精神检查多能明确诊断。

2.某些病毒感染和慢性鼻炎 其所引起的嗅觉减退常有双侧鼻黏膜发炎和鼻腔阻塞,局部检查可有鼻黏膜充血、鼻甲肥大等。

(六)治疗

主要是针对原发病治疗。

二、视神经损害

(一)病因

引起视神经损害的病因甚多,常见的病因有外伤、缺血、中毒、脱髓鞘、肿瘤压迫、炎症、代谢、梅毒等。其共同的发病机制是引起视神经传导功能障碍。

(二)临床表现

1.视力障碍 为最常见、最主要的临床表现,初期常有眶后部疼痛与胀感、视物模糊,继之症状加重,表现为视力明显降低或丧失。

2.视野缺损 可分为:①双颞侧偏盲,如为肿瘤压迫所致两侧神经传导至鼻侧视网膜视觉的纤维受累时,不能接受双侧光刺激而出现双颞侧偏盲。肿瘤逐渐长大时,因一侧受压重而失去视觉功能则一侧全盲,另一侧为颞侧偏盲,最后两侧均呈全盲。②同向偏盲。视束或外侧膝状体以后通路的损害,可产生一侧鼻侧与另一侧颞侧视野缺损,称为同向偏盲。视束与中枢出现的偏盲不同,前者伴有对光反射消失,后者光反射存在;前者偏盲完整,而后者多不完整,呈象限性偏盲;前者患者主观感觉症状较后者显著,后者多无自觉症状;后者视野中心视力尚存,呈黄斑回避现象。

(三)辅助检查

(1)对于视盘水肿行头颅 CT、X 线、MRI、MRA、DSA 等可查找病因。

(2)视野检查。

(3)视觉诱发电位。

(四)诊断及鉴别诊断

有视力减退、视野缺损者诊断不难,但应明确病因。

1.视力减退或丧失

(1)颅脑损伤:当颅底骨折经过蝶骨骨突或骨折片损伤颈内动脉时,可产生颈内动脉海绵窦瘘,表现为头部或眶部连续性杂音,搏动性眼球突出,眼球运动受限和视力进行性减退等。根据有明确的外伤史,X 线片有颅底骨折及脑血管造影检查临床诊断不难。

(2)视神经脊髓炎:病前几天至 2 周可有上呼吸道感染史。可首先从眼部症状或脊髓症状开始,亦可两者同时发生,通常一眼首先受累,几小时至几周后,另一眼亦发病。视力减退一般发展很快,有中心暗点,偶尔发展为完全失明。眼的病变可以是视神经盘炎或球后视神经炎,如系前者会出现视盘水肿,如系后者则视盘正常。

脊髓炎症状出现在眼部症状之后,首先多为背痛或肩痛,放射至上臂或胸部。随即出现下肢和腹部感觉异常,进行性下肢无力和尿潴留。最初虽然腱反射减弱,但跖反射仍为双侧伸性。感觉丧失异常表现在上胸段或至中胸段。周围血白细胞增多,红细胞沉降率轻度增快。

(3)多发性硬化:多在 20～40 岁发病,临床表现多种多样,可以视力减退为首发,表现为单眼(有时双眼)视力减退。眼底检查可见视神经盘炎性改变。小脑征、锥体束征和后索功能损害常见。深反射亢进、浅反射消失以及跖反射伸性。共济失调、构音障碍和意向性震颤三者同时出现时,即为夏科三联征。本病病程典型者缓解与复发交替发生。诱发电位、CT 或 MRI 可发现一些尚无临床表现的脱髓鞘病灶,脑脊液免疫球蛋白增高,蛋白质定量正常上限或稍高。

(4)视神经炎:可分为视盘炎与球后视神经炎两种。主要表现急速视力减退或失明,眼球疼痛,视野中出现中心暗点,生理盲点扩大,瞳孔扩大,直接对光反射消失,感光反应存在,多为单侧。视盘炎具有视盘改变,其边缘不清、色红、静脉充盈或迂曲,可有小片出血,视盘隆起显著。视盘炎极似视盘水肿,前者具有早期视力迅速减退、畏光、眼球疼痛、中心暗点及视盘高起小于屈光度等特点,易与后者鉴别。

(5)视神经萎缩:分为原发性与继发性。主要症状为视力减退,视盘颜色变苍白与瞳孔对光反射消失。原发性视神经萎缩为视神经、视交叉或视束因肿瘤、炎症、损伤、中毒、血管疾病等原因而阻断视觉传导所致。继发性视神经萎缩为视盘水肿、视盘炎与球后视神经炎造成。

(6)急性缺血性视神经病:是指视神经梗死所致的视力丧失,起病突然,视力减退常立即达到高峰。视力减退的程度决定于梗死的分布。眼底检查可有视盘水肿和视盘周围线状出血。常继发于红细胞增多症、偏头痛、胃肠道大出血后、脑动脉炎及糖尿病,更多的是高血压和动脉硬化。根据原发疾病及急剧视力减退临床诊断较易。

（7）慢性酒精中毒：视力减退呈亚急性，同时伴有酒精中毒症状，如言语不清、步态不稳及共济运动障碍，严重时可出现酒精中毒性精神障碍。

（8）颅内肿瘤。

2.视野缺损

（1）双颞侧偏盲：①脑垂体瘤，早期垂体瘤常无视力、视野障碍。如肿瘤长大，向上伸展压迫视交叉，则出现视野缺损，外上象限首先受影响，红视野最先表现出来。此时病人在路上行走时易碰撞路边行人或障碍物。以后病变增大、压迫较重，则白视野也受影响，渐至双颞侧偏盲。如果未及时治疗，视野缺损可再扩大，并且视力也有减退，以致全盲。垂体瘤除有视力、视野改变外，最常见的为内分泌症状，如生长激素细胞发生腺瘤，临床表现为肢端肥大症，如果发生在青春期前，可呈巨人症。如催乳素细胞发生腺瘤，在女性病人可出现闭经、泌乳、不孕等。垂体瘤病人X线片多有蝶鞍扩大、鞍底破坏，头颅CT和MRI可见肿瘤生长，内分泌检查各种激素增高。②颅咽管瘤，主要表现为儿童期生长发育迟缓、颅内压增高，当压迫视神经时出现视力视野障碍。由于肿瘤生长方向常不规律，压迫两侧视神经程度不同，故两侧视力减退程度多不相同。视野改变亦不一致，约半数表现为双颞侧偏盲，早期肿瘤向上压迫视交叉可表现为双颞上象限盲。肿瘤发生于鞍上向下压迫者可表现为双颞下象限盲。肿瘤偏一侧者可表现为单眼颞侧偏盲。依据颅骨平片有颅内钙化，CT、MRI检查，内分泌功能测定，临床多能明确诊断。③鞍结节脑膜瘤，临床表现以视力减退与头痛较常见。视力障碍呈慢性进展。最先出现一侧视力下降或两侧不对称性视力下降，同时出现一侧或两颞侧视野缺损，之后发展为双颞侧偏盲，最后可致失明。眼底有原发性视神经萎缩的征象。晚期病例引起颅内压增高症状。CT扫描，鞍结节脑膜瘤的典型征象是在鞍上区显示造影剂增强的团块影像，密度均匀一致。

（2）同向偏盲：视束及视放射的损害可引起两眼对侧视野的同向偏盲。多见于内囊区梗死及出血，出现对侧同向偏盲，偏身感觉障碍，颞叶、顶叶肿瘤向内侧压迫视束及视放射而引起对侧同向偏盲。上述疾病多能根据临床表现及头颅CT检查明确诊断。

（五）治疗

应针对病因治疗，对于肿瘤、血管瘤、血管性病变可给予相应手术或伽马刀治疗；对于视神经炎急性期以促进炎症消退、抢救视力为主，可选用甲泼尼龙500mg加于5%或10%葡萄糖液每日静脉滴注1次，共用3～5d，后继以泼尼松10～20mg，口服，1次/天，另外辅以维生素B_1、维生素B_{12}肌内注射，1次/天。

三、动眼神经、滑车神经、外展神经损害

(一)病因

常见的病因:动眼、滑车与外展神经本身炎症,急性感染性多发性神经炎,继发于头面部急、慢性炎症而引起海绵窦血栓形成,眶上裂与眶尖综合征,颅内动脉瘤,颅内肿瘤,结核、真菌、梅毒与化脓性炎症引起的颅底脑膜炎,头部外伤,脑动脉硬化性血管病,糖尿病性眼肌麻痹等。

(二)病理

由于病因不同,其发病机制亦不同,如肿瘤的直接压迫所致,原发性炎症时,动眼、滑车与外展神经纤维呈脱髓鞘改变等。

(三)临床表现

1.动眼神经麻痹　表现为上睑下垂,眼球外斜,向上外、上内、下内、同侧方向运动障碍,瞳孔散大,对光反应及调节反应消失,头向健侧歪斜。完全性瘫痪多为周围性,而不完全性多为核性。

2.滑车神经麻痹　表现为眼球不能向下外方向运动,伴有复视,下楼时复视明显,致使下楼动作十分困难。头呈特殊位,呈下颏向下、头面向健侧的姿势。单独滑车神经损害少见。

3.外展神经麻痹　表现为眼内斜视,不能外展,并有复视。

4.动眼神经、滑车神经、外展神经合并麻痹　完全性眼肌麻痹,眼球完全不能运动,眼球固定,各方向运动不能,眼睑下垂,瞳孔扩大,对光反射和调节反射消失。

(四)诊断及鉴别诊断

1.动眼神经麻痹

(1)核性及束性麻痹:因动眼神经核在中脑占据的范围较大,故核性损害多引起不全麻痹,且多为两侧性,可见有神经梅毒及白喉等。束性损害多引起一侧动眼神经麻痹,表现为同侧瞳孔扩大,调节功能丧失及睑下垂,眼球被外直肌及上斜肌拉向外侧并稍向下方。①脑干肿瘤:特征的临床表现为出现交叉性麻痹,即病变节段同侧的核及核下性脑神经损害及节段下对侧的锥体束征。脑神经症状因病变节段水平和范围不同而异。如中脑病变多表现为病变侧动眼神经麻痹,脑桥病变可表现为病变侧眼球外展及面神经麻痹,同侧面部感觉障碍以及听觉障碍。延髓病变可出现病变侧舌肌麻痹、咽喉麻痹、舌后 1/3 味觉消失等。脑干诱发电位、CT、MRI 可明确诊断。②脑干损伤:多有明确的外伤史,伤后长时间昏迷,且有眼球运动障碍等,诊断不难。③颅底骨折:颅脑外伤后可损伤颈内动脉,产生颈内动脉—

海绵窦瘘,出现眼球运动受限和视力减退,同时听诊可有头部或眶部连续性杂音,搏动性眼球突出。

(2)周围性麻痹:①颅底动脉瘤,动眼神经麻痹单独出现时,常见于颅底动脉瘤而罕见于其他肿瘤。本病多见于青壮年,多有慢性头痛及蛛网膜下腔出血病史,亦可以单独以动眼神经麻痹出现。脑血管造影多能明确诊断。②颅内占位性病变,在颅脑损伤颅内压增高及脑肿瘤晚期,一般皆表示已发生小脑幕切迹疝。表现为病侧瞳孔扩大及光反应消失,对侧肢体可出现瘫痪,继之对侧瞳孔也出现扩大,同时伴有意识障碍。根据病史及头颅 CT 检查多能明确诊断。③海绵窦血栓形成及窦内动脉瘤,可表现为海绵窦综合征,除动眼神经瘫痪外,还有三叉神经第一支损害,眶内软组织、上下眼睑、球结膜、额部头皮及鼻根部充血水肿,眼球突出或视盘水肿,炎症所致者常伴有全身感染症状,结合眶部 X 线片、腰椎穿刺及血常规检查可明确诊断。④眶上裂与眶尖综合征,前者具有动眼、滑车、外展神经与三叉神经第一支功能障碍,后者除此 3 对脑神经损害外,常伴有视力障碍,结合眶部视神经孔 X 线片、血液化验、眶部 CT 等多能明确诊断。⑤脑膜炎,脑膜炎引起的动眼神经损害多为双侧性,且多与滑车、外展神经同时受累。脑脊液检查细胞数、蛋白定量增高。

2.滑车神经麻痹 滑车神经麻痹很少单独出现,多与其他两对脑神经同时受累。滑车神经麻痹时,如不进行复视检查则不易识别。

3.外展神经麻痹

(1)脑桥出血及肿瘤:外展神经和面神经与脑桥关系密切,脑桥出血及肿瘤时这两个神经的核性或束性麻痹常同时存在,表现为病侧外展神经及面神经的麻痹和对侧偏瘫,称为 Millard-Gubler 综合征。起病常较突然并迅速昏迷,双瞳孔针尖样改变。根据临床表现结合 CT、MRI 检查诊断不难。

(2)岩尖综合征:急性中耳炎的岩骨尖部局限性炎症及岩骨尖脑膜瘤可引起外展神经麻痹,并伴有听力减退及三叉神经分布区的疼痛,称为 Gradenigo 综合征;X线摄片可发现该处骨质破坏或炎症性改变。结合病史及 CT 检查可确立诊断。

(3)鼻咽癌:外展神经在颅底前部被侵犯的原因以鼻咽癌最多见,其次为海绵窦内动脉瘤及眶上裂区肿瘤。中年病人出现单独的外展神经麻痹或同时有海绵窦症候群的其他表现时,应首先考虑鼻咽癌,常伴有鼻出血、鼻塞,可出现颈部淋巴结肿大,行鼻咽部检查、活检、颅底 X 线检查可确诊。

(五)治疗

应针对病因治疗。对于复视,可将病眼遮盖,或用三棱镜暂时纠正。如有面部疖、痈、眼眶脓肿、扁桃体脓肿等时应足量使用抗生素并及时手术引流。对于病毒引起或不明原因所致神经炎可合并使用抗生素、激素及 B 族维生素治疗。糖尿病引起眼肌麻痹,应积极控制糖尿病。

四、三叉神经痛

(一)病因

1.原发性三叉神经痛

(1)周围病因学说:三叉神经脱髓鞘。认为病变位于三叉神经的外周,即脑外部位,包括三叉神经的后根、半月节及其周围分支上。病因:①感染,如病毒感染;②压迫;③颈动脉管顶壁的缺陷。

(2)中枢病因学说:三叉神经脊束核抑制功能受损。

(3)其他:免疫因素、生化因素等。

2.继发性三叉神经痛

(1)脑桥小脑角内的占位病变,如上皮样囊肿(最常见)、前庭神经鞘瘤、三叉神经鞘瘤、脑膜瘤、血管畸形等。

(2)邻近结构的炎症,如三叉神经炎、蛛网膜炎、岩尖炎、结核等。

(3)颅底骨质的病变,如骨软骨瘤、颅底部转移瘤、颅底骨纤维结构不良症等。

(4)鼻咽癌、中耳癌的转移。

(5)多发性硬化症等。

(二)病理

部分患者可有三叉神经纤维脱髓鞘病变。

(三)临床表现

(1)好发于 50 岁以上,女性多见,大多发生于三叉神经第二支、第三支或同时受累,大多为单侧,偶有双侧者,但起病往往不在同时。

(2)以突发突止的短暂的针刺样、电击样剧痛为主要特点,可伴有反射性面肌抽搐、面部潮红、流泪、流涎,常有"扳机点",为避免发作患者不敢洗脸、刷牙,饮食亦有困难。长期如此使患者的个人卫生每况愈下,营养亦受影响。一般晚间发作较少较轻,但偶有整夜不能入眠者。

(3)病程呈周期性,每次数天、数周、数月不等,很少自愈。许多患者的发作周期与气候有关,春冬季节发病较多,低气压、风雨天发作亦多。

(4)神经系统检查无阳性体征。三叉神经痛是特殊的临床综合征,只影响三叉神经的感觉部分,除疼痛外没有其他感觉的障碍。

（四）辅助检查

脑脊液、神经电生理、CT 或 MRI 常无异常发现。鼻腔、鼻窦、颅底摄片等主要用于鉴别诊断。

（五）诊断

（1）三叉神经分布区内阵发性面部烧灼、闪电样剧痛，常影响上颌支及下颌支，很少影响眼支，两侧同时受累罕见。发作时痛侧有面肌抽搐、流泪等，称为痛性抽搐。疼痛持续数秒，甚至 1～2min。间歇期常无任何不适。疼痛发作每日数次，多至 1min 数次，发作数周或数月后常自行缓解，若再次发作，疼痛较前更剧烈。

（2）疼痛因面部动作或触及面颊、上下唇、鼻翼、硬腭等处（触发点）而诱发；进食、洗脸均可引起疼痛。

（3）客观检查多无阳性体征。

（六）鉴别诊断

（1）头面部疼痛如牙痛，副鼻窦炎引起的疼痛呈持续性，有病根源。

（2）带状疱疹后神经痛常累及眼支，疼痛呈持续性。

（3）舌咽神经痛，疼痛性质相似，位于扁桃体、眼及舌后部。上述部位喷局部麻醉药 1％丁卡因可以镇痛。

（4）半月神经节或脑桥小脑角肿瘤可有持续性面痛，伴面部感觉缺失、角膜反射消失、咀嚼肌萎缩无力。

（5）颞动脉炎有颞部持续性疼痛，颞动脉有迂曲及压痛。

（6）非典型性面痛，疼痛在头、面和颈部的深部，为持续性钝痛，持续时间较长。范围超出三叉神经分布区域，可集中于面部的中央区、眼眶、头后部，甚至背部。采用药物治疗常不起作用，有的甚至会加重。用棉片蘸以 1％丁卡因或 4％可卡因填塞于鼻中甲后部，可获得止痛效果，对鉴别有帮助。

（7）鼻咽癌，可自鼻咽部延伸至颅底，影响三叉神经而引起面痛。但疼痛常为钝性，持续性。在三叉神经区域内可查到有感觉障碍，并伴有其他脑神经如眼球运动神经障碍。面部无"触发点"。颅底 X 线片可见有骨质破坏，蝶鞍被侵蚀及鼻咽腔有肿块。鼻咽镜检查将有助于鉴别诊断。

（8）三叉神经炎，病史中有近期上呼吸道感染史或鼻窦炎症史。疼痛为持续性，并不剧烈。在三叉神经分支处可有压痛点，面感觉检查可有减退或过敏区。有时可见三叉神经的运动支亦被累及。

（七）治疗

继发性三叉神经痛应针对病因治疗，原发性三叉神经痛的治疗有下列几种。

1.药物治疗　一般止痛药对轻症有效。严重者可口服卡马西平(酰胺咪嗪)0.1g,每日 3 次;症状不能控制可增至 0.2g,口服,每日 4～5 次,疗效较佳。氯硝西泮 1～5mg,每日 3 次口服,同样有效。苯妥英钠 0.1～0.2g,每日 3 次,口服也有效,强烈疼痛发作可用苯妥英钠 0.1～0.2g 静脉注射;七叶莲每次 2～4mL,每日 1～2 次,肌内注射,有止痛效果。另外,B 族维生素有辅助治疗作用。

2.封闭治疗　是将药物注射到三叉神经的分支、半月节、三叉节后感觉根上,使之破坏,以达到阻断其传导作用。注射后面部感觉减退,从而达到止痛的效果。注射的药物有:无水乙醇、酚、热水、甘油等。目前都推荐甘油,因其疗效较持久。封闭疗法的适应证:①经药物治疗无效者;②患者拒绝手术治疗,而药物治疗效果又不明显者;③患者身体健康情况不适合做手术者,如年龄过大、有严重心脑血管疾病及多脏器功能不全者;④因剧烈疼痛影响患者进食及休息,致身体极度衰弱,可做过渡性封闭治疗,为手术治疗创造条件;⑤术前做封闭治疗使患者能习惯于手术后的面部异样感觉。

3.经皮半月节射频热凝疗法　在 X 线荧屏监视下或在 CT 导向下将射频针经皮穿刺入三叉神经节处,用射频发生器加热,使针头处加热达 65～75℃,维持 1min。此温度可选择性地破坏半月节后无髓鞘的 AS 及 C 细纤维(传导痛、温觉),保留有鞘的 Aa 及 p 粗纤维(传导触觉),疗效可达 90% 以上。适用于年老体衰有系统性疾病或不能耐受手术者。

4.针灸治疗　取穴下关、听宫、合谷、太冲、颧骨、鱼腰(眼支)、四白(上颌支)、地仓(下颌支)等,有止痛效果。

5.手术治疗　三叉神经根切断术、半月神经节及感觉根减压术、感觉神经感觉根切断术、三叉神经脊髓束切断术等,有长期止痛效果。三叉神经纤维血管减压术也有良好效果,可根据情况选用。近几年采用 γ 刀治疗,获得很好疗效。

(八)预后

多数患者反复发作,难以痊愈。

五、面神经炎

(一)病因

1.内在原因　面神经管是一狭长的骨性管道,当岩骨发育异常,面神经管可能更为狭窄。

2.外在原因　尚未明了。可能因面部受冷风吹袭,面神经的营养微血管痉挛,引起局部组织缺血、缺氧所致。也有人认为与病毒感染有关,但一直未分离出病毒。近年来也有人认为可能是一种免疫反应。膝状神经节综合征则系带状疱疹病毒感染,使膝状神经节及面神经发生炎症所致。

(二)病理

面神经管内面神经及神经鞘水肿和脱髓鞘,严重时有轴突变性。

(三)临床表现

(1)可见于任何年龄,但好发于 20～50 岁,以男性较多。多为单侧,双侧者甚少。好发于寒冷季节,通常急性起病。

(2)主要表现为一侧表情肌瘫痪,如病变部位在茎乳孔内鼓索神经近端可伴有舌前 2/3 味觉减退或消失;镫骨肌分支以上部位受累时,因镫骨肌瘫痪,同时还可出现同侧听觉过敏。膝状神经节受累时除面瘫、味觉障碍和听觉过敏外,还有同侧唾液、泪腺分泌障碍,耳内及耳后疼痛,外耳道及耳部部位带状疱疹,称膝状神经节综合征。

(3)病侧额纹消失,眼睑闭合无力或闭合不全,瞬目减少,鼻唇沟变浅,口角下垂,露齿时口角偏向健侧。

(四)辅助检查

1.面神经传导速度　疾病早期(5～7d)进行预后判断。

2.肌电动作电位　预后判断。M 波波幅下降正常的 30％或以上,可望 2 个月内恢复;下降至 10％或以下,需 6 个月到 1 年恢复期,并遗留中重度后遗症;下降至 10％～30％,恢复期 2～8 个月,遗留轻、中度后遗症。

3.肌电图检查　鉴别暂时的传导缺陷与神经纤维的病理性中断。

4.头颅 CT、MRI 等影像学检查　可用于排除颅后窝病变。

(五)诊断及鉴别诊断

根据起病形式和临床特点,诊断多无困难。但需与下述疾病鉴别。

1.古兰-巴雷综合征　急性起病,除面瘫外有对称性肢体瘫痪及脑脊液蛋白细胞分离现象。

2.颅后窝肿瘤如听神经瘤,神经纤维瘤及侵及颞骨的肿瘤如胆脂瘤、皮样囊肿等　起病隐袭、进行性发展,有其他脑神经及原发病表现。

3.化脓性中耳炎、乳突炎、迷路炎等耳源性疾病　根据病史,原发病症状、体征可鉴别。

(六)治疗

早期以改善局部血液循环,消除面神经的炎症和水肿为主。后期以促进神经功能恢复为主要治疗原则。

1.激素治疗　泼尼松(20～30mg)或地塞米松(1.5～3.0mg),1次/天,口服,连续7～10d。

2.改善微循环,减轻水肿　可用706代血浆或低分子右旋糖酐250～500mL,静脉滴注,1次/天,连续7～10d,亦可加用脱水利尿药。

3.神经营养代谢药物的应用　维生素 B_1 50～100mg,维生素 B_{12} 1000μg,胞二磷胆碱250mg,辅酶 Q_{10} 5～10mg 等,肌内注射1次/天。

4.理疗　茎乳孔附近超短波透热疗法,红外线照射,直流电碘离子导入,以促进炎症消散。亦可用晶体管脉冲治疗机刺激面神经干,以防止面肌萎缩,减轻瘫痪侧肌受健侧肌的过度牵引。

5.针灸治疗　取翳风、听会、太阳、地仓、下关、颊车,并配曲池、合谷等穴。

6.血管扩张药及颈交感神经节阻滞　可选用妥拉苏林25mg或烟酸100mg,口服,3次/天;或患侧颈星状神经节阻滞,1次/天,连续7～10d。

7.恢复期的其他治疗　除上述治疗外,可口服维生素 B_1、维生素 B_8 各10～20mg,3次/天;地巴唑10～20mg,3次/天。亦可用加兰他敏2.5～5mg,肌注,1次/天,以促进神经功能恢复。

8.保护暴露的角膜　防止发生结膜炎、角膜炎,可采用眼罩、滴眼药水、涂眼药膏等方法。

9.手术治疗　早期行面神经管减压术,起病后1年或以上仍未恢复者可考虑行神经移植治疗。一般取腓肠神经或邻近的耳大神经,连带血管肌肉,移植至面神经分支,但疗效不肯定。

(七)预后

一般预后良好,通常于起病1～2周开始恢复,2～3个月痊愈。约85％病例可完全恢复,不留后遗症。但6个月以上未见恢复者则预后较差,有的可遗有面肌痉挛或面肌抽搐。少数病例还可出现"鳄泪征"。

六、面肌抽搐

(一)病因

可能是面神经通路上某些部位受到病理性刺激的结果,但目前尚难查明其确切的病因,因此亦称为原发性面肌抽搐。大部分患者可能是由于椎-基底动脉的动脉硬化性扩张或动脉瘤压迫,甚至是正常血管变异交叉成微血管襻而压迫面神经,有的是面神经炎后脱髓鞘变性以及脑桥小脑角肿瘤、炎症所致。

（二）临床表现

原发性面肌抽搐患者多数在中年以后起病，女性较多。病起时多为眼轮匝肌间歇性抽搐，逐渐缓慢地扩散至一侧面部的其他面肌，口角肌肉的抽搐最易引起注意，严重者甚至可累及同侧的颈阔肌。抽搐的程度轻重不等，可因疲倦、精神紧张、自主运动而加剧，但不能自行模仿或控制。入睡后抽搐停止，两侧面肌均有抽搐者少见，若有，往往一侧先于另一侧受累。少数患者于抽搐时伴有面部轻度疼痛，个别病例可伴有头痛、病侧耳鸣。神经系统检查除面部肌肉阵发性抽搐外，无其他阳性体征发现。少数病例于病程晚期可伴有患侧面肌轻度瘫痪。根据面肌抽搐的强度、Cohen 和 Albert 的强度分级，将其分为 5 级。0 级：无痉挛；1 级：外部刺激引起瞬目增加；2 级：眼睑、面肌轻微颤动，无功能障碍；3 级：痉挛明显，有轻微功能障碍；4 级：严重痉挛和功能障碍。

（三）辅助检查

1.肌电图　　显示抽搐的面肌有肌纤维震颤和肌束震颤波。

2.脑电图　　正常。

3.头部 MRA 检查或 DSA 检查　　部分患者可能发现椎动脉、基底动脉系统血管变异、动脉扩张等病变，造成对面神经的压迫。

（四）诊断

根据本病的临床特点为阵发性，一侧面肌抽搐而无其他神经系统阳性体征，诊断并不困难。可行肌电图、脑电图、头部 MRA 检查或 DSA 检查以进一步明确。

（五）鉴别诊断

1.继发性面肌抽搐　　脑桥小脑角肿瘤或炎症、脑桥肿瘤、脑干脑炎、延髓空洞症、运动神经元疾病、颅脑外伤均可出现面肌抽搐，但往往伴有其他脑神经或长束受损的表现。

2.癫痫　　面肌局限性抽搐亦可能是部分性运动性癫痫，但其抽搐幅度较大，并往往累及同侧颈、上肢甚或偏侧肢体，或出现典型的按大脑皮质运动区顺序扩散的杰克逊癫痫发作，脑电图上可见癫痫波发放。仅仅局限于面部肌肉抽搐的癫痫极罕见。

3.癔症性眼睑痉挛　　常见于中年以上女性患者，多系两侧性，仅仅局限于眼睑肌的痉挛，而颜面下部的面肌则并不累及。肌电图与脑电图正常，在抽搐时肌电图上出现的肌收缩波与主动运动时所产生的一样。

4.习惯性面肌抽搐　　常见于儿童及青壮年，为短暂的强迫性面肌运动，常为两侧性。肌电图与脑电图正常，在抽搐时肌电图上出现的肌收缩波与主动运动时产生的一样。

5.三叉神经痛 原发性面肌抽搐发展至严重时,抽搐时间较久,亦可引起面部疼痛,但其疼痛程度没有三叉神经痛那样剧烈。

6.舞蹈病及手足徐动症 可有面肌的不自主抽动。但均为两侧性,且均伴有四肢类似的不自主运动。

(六)治疗

1.药物治疗 可选用各种镇静、抗癫痫等药物,其中卡马西平、苯妥英钠、氯硝西泮对某些患者可减轻症状。无效者可试用巴氯芬。

2.理疗 应用钙离子透入疗法,部分患者有一定疗效,可减轻症状,但不能根治。

3.神经阻滞术 在局部麻醉后,于患侧面部、面神经分支或茎乳突孔主干处,注射50%的乙醇0.5~1mL,但有不同程度的面肌瘫痪。开始注射时剂量应小一些(0.3~0.4mL),如立即发生面肌瘫痪即停止注射;如无瘫痪发生,而仍有抽搐,需半小时后才可重复注射,因为有时瘫痪较迟才出现。

4.局部注射肉毒杆菌毒素 A型肉毒杆菌毒素能抑制局部神经肌肉接头处运动神经末梢突触前膜释放乙酰胆碱,使肌肉松弛、麻痹。采用多点注射,如颧弓、颊部、口角、眼睑、外眦处,每点注射0.1~0.2mL(2.5~5U),注射后3~4d抽搐明显减少,1次多点注射其总量不应超过55U,1个月内使用的总剂量不应超过200U。疗效维护3~6个月,总有效率可达80%以上。注射后部分患者可出现轻微的不良反应,如眼睑下垂或轻度闭合不全,流泪或眼干燥,口角轻垂,咀嚼乏力,食物滞留于注射侧颊部等。不良反应多在注射后半个月至1个月消失。复发者可以重复注射。此法目前国内已广泛使用。

5.手术疗法

(1)面神经主干或分支切断术:破坏面神经的传导功能,以瘫痪换取抽搐。因神经再生,在术后3~5个月面瘫恢复,但抽搐亦会复发,有些患者复发后其抽搐程度较轻,可以不必再行手术。

(2)微血管减压术:在患侧乳突后开一小骨窗,在手术显微镜下牵开小脑底部,到达脑桥脚,将该处扣压于面神经根部的血管用少量涤纶絮隔开即可。此手术方法现已被国内外神经外科医师广泛接受,为面肌痉挛手术治疗的首选方法。

(七)预后

本病为缓慢进展的疾病,一般不会自然好转.如不给予治疗,部分病例于晚期患侧面肌瘫痪,抽搐停止。

七、位听神经病变

（一）听神经损害

【病因】

1.耳蜗神经损害的原因　常见的有神经炎、脑膜炎、外伤、中毒、肿瘤、动脉硬化、某些遗传病、中耳和内耳疾病等。

2.前庭神经损害的原因　中毒、血液循环障碍（基底动脉硬化症、高血压等）、神经炎、肿瘤、外伤、脱髓鞘病、内耳疾病等。

【病理】

由于病因不同其发病机制亦各不相同，可以是脱髓鞘、炎细胞浸润、细胞变性及压迫等。

【临床表现】

1.听力障碍　患者常述耳鸣，外耳道阻塞感，听力减退，尤其对高音感觉差，这种耳聋称为神经性耳聋或感音性耳聋。表现为音叉试验气传导较骨传导强，即Rinne 试验阳性；骨传导与正常侧（或检查者）比较，声响持续时间短，为 Schwabach 试验阳性；Weber 试验，响声偏向健侧。

2.平衡障碍　患者感到眩晕、恶心及呕吐，有面色苍白、多汗等迷走神经刺激症状。检查可发现眼球水平震颤，指示试验阳性，即患者两上肢向前方水平伸直，闭目时病侧肢体向患侧偏斜、倾倒，在闭目难立试验时更为显著；踏步试验异常，即闭目在一条直线上前进，后退 5 步，反复进行，患者则向病侧偏转，步迹呈星状，亦称星迹步态。

【诊断及鉴别诊断】

1.内耳眩晕病　又称梅尼埃病。好发于 30～50 岁，临床上以听力障碍、耳鸣和眩晕为特点。眩晕常突然发作，发作前耳鸣常加重，发作时伴短暂性水平眼球震颤，严重时伴恶心、呕吐、面色苍白、出汗等迷走神经刺激症状，发作历时数分钟、数小时或数天，间歇期长短不一，每次发作使听力进一步减退，发作随耳聋加重而减少。到完全耳聋时，迷路功能丧失，眩晕发作亦终止。甘油试验呈阳性。

2.前庭神经元炎　常发生于上呼吸道感染后数日之内，可能与前庭神经元遭受病毒侵害有关。临床特征为急性起病的眩晕、恶心、呕吐、眼球震颤和姿势不平衡。一侧前庭功能减退，但无听力障碍。眩晕常持续半个月左右。变温试验显示前庭功能减退，治愈后恢复。

3.迷路炎　常继发于中耳乳突炎或中耳炎，出现发热、头痛、耳部疼痛、外耳道流脓、外伤后感染损伤等。骤起的阵发性眩晕、剧烈耳鸣,伴恶心、呕吐,出现自发性眼球震颤,1～2d听力完全消失。周围血象提示感染性改变。外耳道检查可见鼓膜穿孔。

4.位置性眩晕 眩晕发作常与特定的头位有关,无耳鸣、耳聋。中枢性位置性眩晕,常伴有特定头位的垂直性眼球震颤,且常无潜伏期,反复试验可反复出现,呈相对无疲劳现象。外周性位置性眩晕,又称良性阵发性位置性眩晕,眼球震颤常有一定的潜伏期,呈水平旋转型,多次检查可消失或逐渐减轻,属疲劳性。预后良好,能自愈。

5.听神经鞘瘤 是颅内神经鞘瘤发病率最高的一种,听神经鞘瘤多发生在内听道内或内耳孔区具有神经鞘膜的前庭神经。首发症状多为听神经的刺激或破坏症状,表现为患侧耳鸣、耳聋或眩晕,占74%。耳鸣为高声性、连续性;听力减退多与耳鸣同时出现,但常不能为病人所觉察,不少因其他症状做听力测验时才被发现;肿瘤向小脑脑桥隐窝发展,压迫三叉神经及面神经,引起同侧面部麻木,痛觉减退,角膜反射减退,三叉神经痛及面肌抽搐等。向内侧发展,压迫脑干可出现对侧肢体轻瘫及锥体束征,对侧偏身感觉减退;脑干移位,压迫对侧天幕切迹时则可出现同侧锥体束征及感觉减退。小脑角受压可引起同侧小脑性共济失调、步态不稳、辨距不良、语言不清和发言困难。同时可出现颅内压增高的症状与体征,如头痛、呕吐、视盘水肿、继发性视神经萎缩等。内听道X线片示内听道扩大,颅脑CT、MRI示桥小脑角占位。

6.药物中毒 许多药物可引起第8对脑神经中毒性损害,常见的药物有氨基糖苷类抗生素、苯妥英钠、扑痫酮、阿司匹林、奎宁、咖啡因、呋塞米、利尿酸和噻嗪类利尿药等。多为双侧性,毒性作用与剂量有关,常在反复应用后出现,但也可在短程常规剂量应用时加剧,可伴有视力障碍,多数无自发性眼球震颤,眩晕常持续数日后好转,但前庭功能损害往往难以恢复。

(二)耳聋

【病因】

各种急性、慢性迷路炎,药物中毒(如链霉素、新霉素、庆大霉素、奎宁等),损伤(内耳震荡、颞骨骨折),噪声,爆震,梅尼埃病,听神经炎,脑膜炎,蛛网膜炎,脑桥小脑角肿瘤(特别是听神经瘤),脑桥侧部胶质瘤及老年性动脉硬化性耳聋等均可引起耳聋。此外尚有遗传及妊娠期、分娩期各种病因所致的先天性聋。大脑额叶听觉中枢受损引起的聋较少发生。

【病理】

产生感音性聋的病损部位多数在耳蜗末梢感受器或耳蜗神经。病变位于脑桥，累及耳蜗神经核时，虽可引起病侧感音性聋，但由于耳蜗纤维进入脑干后分散，常仅部分受损，病侧听力障碍并不严重。

【临床表现】

根据病变解剖部位的不同，可分为耳蜗性、神经性、中枢性耳聋3种。其听力障碍的共同特点是听力减退以高音频率为主；气导大于骨导，骨导偏向健侧，可发生完全性听力丧失（全聋）。

1.耳蜗性（末梢性）聋 病变位于耳蜗，影响内耳末梢感受器所致听力减退。耳蜗性聋常以高音频率听力首先障碍，其原因可能是感受高音的部位在耳蜗基底部，而此处接近圆窗与前庭窗，故易受影响。此外，该区局部血供比较脆弱，因此易受损害。

2.神经性聋 病变影响发自螺旋神经节至进入脑干处的耳蜗神经所产生的听力障碍。高音频率听力首先受影响，然后渐向中低音扩展，造成斜坡向高音的听力障碍曲线，最后普遍下降；气导仍大于骨导，但均缩短，骨导/气导之比不变。语言审别率常低于正常，并常与纯音听力不相称，即纯音听力尚属减退，而语言审别率明显下降。有明显的病理性适应现象。

3.中枢性聋 病变位于脑干、大脑，累及耳蜗神经核及其中枢通路、听觉皮质中枢所产生的听觉障碍。例如大脑老年性退行性病变，患者难以理解复杂的或速度较快的语言，在噪声较强的环境中对语言的理解也感困难。

【辅助检查】

1.耳蜗性听力障碍电测听检查特点

（1）复聪现象：又称重振现象，即听力损失的程度因刺激声强增加而减轻或消失。

（2）强声耐量降低：正常人对于105～110dB的声强并不感到难受，当声强提高到120dB以上时才感到耳部疼痛。耳蜗性耳聋的患者则在声强未达到上述阈限时即感耳部难受或有疼痛感。

（3）复听：对同一种音调（纯音）患者感到两耳听到的不一致，一高一低。

（4）病理性听觉适应：在持续性声音刺激时，其听阈显著提高。

2.听性脑干诱发电位 用于确定损伤的部位。

3.头颅CT或MRI 有助于发现占位性病变。

【诊断及鉴别诊断】

凡听觉感音器病变（包括内耳末梢感受器,位听神经及其中枢通路,听觉皮质中枢）所致的听力减退或消失均属感音性聋（又称感音神经性聋）。根据患者听力下降,且以高音频率为主,气导大于骨导,骨导偏向健侧以及电测听检查结果可做出诊断。

【治疗】

（1）耳聋的治疗首先是病因治疗。由于中耳炎并发迷路炎的患者,应由耳科做有关的处理及抗感染治疗。因药物中毒性损害引起者,则应立即停药,并给予 B 族维生素以帮助神经恢复。噪声性耳聋患者需佩戴防音器。由于迷路血供不足而引起者,可应用各种扩血管药如烟酸、地巴唑、妥拉苏林,钙通道阻滞药如氟桂利嗪等。亦可给予混合气体（5％二氧化碳与 95％氧气）吸入。治疗内耳眩晕病,减少其发作,以防止听力进一步减退。因脑桥小脑角肿瘤引起的听力减退,需手术治疗。

（2）对于聋哑症患者给予听觉训练（以大声如喇叭、铃等强大音响进行刺激,促使尚有功能的听觉细胞"苏醒",然后逐渐减低声音强度）,并进行唇语教学。

（3）针刺疗法,主要应用于聋哑症中的耳聋治疗,对于其他感音性耳聋此法亦可应用。

（三）耳鸣

【病因】

1.外耳道　外耳道耵聍或异物阻塞。

2.中耳　急性或慢性中耳炎、卡他性咽鼓管炎、耳石硬化症。

3.内耳　迷路损伤,内耳药物性中毒（如奎宁、水杨酸、链霉素、新霉素等）,病毒性或化脓性迷路炎。内耳动脉病变（动脉瘤、动脉痉挛、阻塞）,Meniere 病（亦称内耳眩晕病）。

4.耳蜗神经　听神经瘤、耳蜗神经炎等。

5.脑干　脑桥被盖外侧部分的病损（肿瘤）。

6.血管畸形或血液流变学原因　由于此类血管或血液原因,使流向颅内、耳蜗内的供血血流不规则,或由颈部、颅腔血管异常所产生的血管性杂音传至耳内导致耳鸣。

7.全身其他系统疾病　例如贫血、高血压。心脏瓣膜狭窄和关闭不全及动脉硬化等所造成的杂音可传入耳内,胃肠道疾病通过自主神经的反射,引起内耳血管的扩张或痉挛而产生耳鸣。

8.神经症　在晚上明显,晨起减轻或消失。

9.不明原因　约占耳鸣人数的 40%。

【临床表现】

患者感受叮如蝉鸣、蟋蟀鸣,亦可如风声、雨声或哨声、铃声等。耳鸣有单耳鸣、双耳鸣及间歇性耳鸣或持续性耳鸣。轻者仅在安静状态下才可听到,重者则无论在什么时候都会感到耳内吵闹不安。它既可单独出现,又可伴随其他疾病一起发生。

【辅助检查】

详细的耳鸣检查包括全身系统的检查和耳鼻咽喉科专科的检查,必要时进行听力测试、心理评价、影像学检查、前庭功能检查、耳鸣匹配等耳鸣测试检查。

【诊断及鉴别诊断】

根据患者临床表现诊断不难,必要时可行听力测试、心理评价、影像学检查、前庭功能检查、耳鸣匹配等耳鸣测试检查。但须进行全身系统检查以明确病因。

【治疗】

1.病因治疗　首先应明确耳鸣的原因,针对病因治疗。

2.对症治疗　可给予各种镇静药、安定剂,如苯巴比妥、地西泮等。由感音器疾病引起的耳鸣尚可用 B 族维生素及辅酶 A、三磷酸腺苷、硫酸软骨素等药物。由于内耳血供不足引起的耳鸣,可适当应用扩血管药物如烟酸、妥拉苏林,钙通道阻滞药如氟桂利嗪等,近年来有学者主张应用凯时(前列腺素 E_1)治疗耳鸣,凯时 2mL＋生理盐水,静脉注射,每天 1 次,7～10d 为 1 个疗程。

3.其他　包括掩蔽治疗;电刺激治疗;心理学治疗;耳部按摩,双手掌按住耳部,拇指置于脑后,四指敲打后脑勺。

【预后】

常反复发作,轻者可治愈;重者治愈难度大,严重影响人们的生活、工作、学习和休息。

(四)内耳眩晕病

【病因】

确切的病因至今仍不明。

1.末梢血液循环障碍　供应内耳的内听动脉为一终支,且较敏感。一旦发生痉挛,极易使感觉上皮受到损害。由于中间代谢产物淤积,蜗管内渗透压增高,最终形成内淋巴积水。

2.自主神经功能紊乱　过度疲劳、情绪波动等均能影响自主神经系统稳定性,交感神经应激性增高,内耳小动脉痉挛,继而产生膜迷路积水。

3.内分泌功能障碍学说　肾上腺皮质功能减退等内分泌腺功能失调,可导致内听动脉痉挛,引起膜迷路积水。

4.病毒感染　扁桃体炎、胆囊炎及腮腺炎等可诱发本病。

5.其他　如炎症、动脉硬化、出血、耳硬化症及颅内疾病影响前庭神经时皆可产生类似内耳眩晕病的临床表现,可称之为眩晕综合征。

【病理】

主要病理改变是内耳膜迷路积水。由于积水致膜迷路膨大、扩张,尤以耳蜗中阶和球状囊为著。前庭膜可突入前庭阶中,使前庭阶内空隙闭合。前庭膜的最上段可通过蜗孔疝入蜗阶。球囊膨大,其壁周围偶有纤维化。椭圆囊也可膨大,并可呈疝状突向一个或数个半规管的外淋巴腔内。内淋巴管和内淋巴囊无明显变化。蜗小管无改变。膨胀的膜迷路可破裂,甚至有瘘管形成。内耳感觉上皮可有程度不同的变性改变。

【临床表现】

主要表现为发作性眩晕,常伴有恶心、呕吐、耳鸣及听力逐渐减退。多数病人于中年起病,男性略多。典型的三联症状为发作性眩晕、渐进性波动性听力减退、耳鸣。

1.眩晕　发作突然,为四周景物或自身旋转或摇晃的感觉,严重时往往伴有恶心、呕吐、面色苍白、出汗等迷走神经刺激症状,并可出现短暂的水平性眼球震颤。发作时患者多闭目卧床,不敢翻身或转动头部,唯恐因此而加剧眩晕。发作持续时间历时数分钟、数小时甚至数天,多数患者于1~2d逐渐减轻而自行缓解。在发作后短期内部分患者仍有轻微的眩晕,特别是在头部转动时易出现。发作间歇期长短不一,多数为数月或数年发作一次,亦有频繁发作达1周数次者。眩晕发作时患者神志清楚。发作频率往往随耳聋的进展而逐渐减少,至完全耳聋,迷路功能消失时,眩晕发作亦常终止。亦有听力障碍不甚严重而发作性眩晕经几年自行停止者。

2.听力障碍　常为一侧性听力减退。约半数患者听觉障碍的发生先于眩晕,但在病程早期因其障碍程度较轻而未被注意。每次眩晕发作常使听力进一步减退,发作后可有部分恢复,但难以恢复到原来的水平。早期以低频率听力减退为主的上升型听力曲线,屡发后高频听力亦有影响。听力检查呈典型的感音性耳聋,并有复聪现象。

3.耳鸣　为高音调性,若发生于患侧,常与耳聋同时发生,多为持续性,亦可呈间歇性,在每次眩晕发作前耳鸣常加剧。

4.其他 发作间歇期检查可发现多数患者有感音性听力障碍,前庭功能冷热水试验于一部分病例中显示功能减退,在间歇期无自发性眼球震颤,闭目难立试验阴性。

【辅助检查】

1.眼震 发作期可见水平或水平旋转性眼震。此为重要体征,但无定位意义。

2.眼震电图(ENG)检查 患者可表现出各种前庭功能障碍,如自发性眼震、位置性眼震,半规管麻痹、优势偏向、前庭重振等。

3.听力检查 纯音测听为感音性聋曲线。早期低频下降,并呈波动式变化,即发作期后听力可恢复正常。晚期患者高频听力亦下降,甚至全聋,发作期语言识别率下降。尚可有听觉重振和复听现象。

4.耳蜗电图 表现为SP-AP复合波增宽,AP振幅与刺激声强度的函数曲线有重振特点。$-SP$振幅异常增大,即$-SP/AP$比值$\geqslant 0.4$,其阳性率为 $60\%\sim 81\%$。CM畸变。甘油试验时$-SP$下降等。

5.内淋巴脱水试验 如甘油试验、尿素试验。试验时,因膜迷路脱水,听力可有不同程度的提高。

6.X线检查 前庭导水管和内淋巴囊区域的X经检查结果分为Ⅰ、Ⅱ、Ⅲ型。梅尼埃病患者Ⅲ型最多见。表现为前庭导水管周围气化差。导水管短而直,容纳颞骨外部内淋巴囊的小凹较窄。

7.免疫学检查 多种食物、偶尔吸入物或化学性物质作为过敏源对产生内淋巴积水有重要作用。行过敏试验寻找过敏源以期减少发作。

【诊断及鉴别诊断】

根据本病的临床特点诊断一般并不困难,但应与以下疾病相鉴别。

1.全身性疾病 如高血压、低血压、心脏病、贫血、中暑、神经症、尿毒症及低血糖症等均可引起头晕,但大多数并非真正的运动幻觉,无眼球震颤及听力减退,症状持续时间往往较长,可根据原发疾病的特点加以鉴别。

2.急性化脓性迷路炎 多为中耳炎并发症,可见鼓膜穿孔、中耳病变,伴有明显的听力障碍,眩晕症状严重者出现明显的眼球震颤。

3.前庭神经元炎 常发生于上呼吸道病毒感染或胃肠道感染后,一部分患者有身体其他部位的感染症状。起病急,有剧烈眩晕、恶心、呕吐,但无耳聋与耳鸣,前庭功能冷热水试验有助于鉴别诊断。

4.良性阵发性位置性眩晕 为耳石器障碍引起。由头位或体位改变诱发的剧烈眩晕,眩晕为一过性,无耳聋和耳鸣。反复检查,眩晕和眼震可逐渐衰减消失。

5.其他　如血液病（白血病、贫血等）、内分泌疾病（甲状腺功能亢进、糖尿病等）、泌尿系疾病（肾炎、肾性高血压）、代谢疾病（肝病、脂质代谢异常）、心血管疾病（心功能不全、高血压、低血压、动脉硬化）、自主神经功能失调（直立性低血压、动摇症等）。

【治疗】

1.发作期处理　治疗目的是为了减轻眩晕、恶心、呕吐及伴随的焦虑紧张症状。可选用以下药物肌内注射：东莨菪碱 0.3mg，阿托品 0.5mg，山莨菪碱注射液 10mg，4～6h 重复给药，共 2～3 次。发作较轻者可选用以下药物口服：苯巴比妥 0.1g，氯丙嗪 25mg，地西泮 2.5mg，每日 3 次。此外，可采用针刺治疗，取穴风池、合谷，以减轻眩晕。有呕吐者加内关，听觉不好可用五针疗法。应向患者说明本病并非严重疾病，解除其疑虑，树立信心，鼓励病人加强锻炼，进低盐少水食品。

2.间歇期处理　若无症状则无需任何治疗。但对于发作较频者，可继续应用上述药物及口服钙通道阻滞药氟桂利嗪 5～10mg，每晚 1 次。此外，尚可应用烟酸 100mg，每日 3 次口服；谷维素 10mg，每日 3 次口服；倍他司汀 20mg，每日 3 次口服；布酚宁 6mg，每日 3 次口服。

3.手术治疗　经系统保守治疗半年以上无效者；眩晕反复发作影响生活和工作者；眩晕发作伴倾倒者；听力逐渐下降者，可采取手术疗法。包括星状神经节阻滞术；颈交感神经切除术；内淋巴减压术；球囊切开术；耳蜗球囊穿刺术；前庭神经切除术；经耳道迷路破坏术及超声波、冷冻法迷路破坏手术。

八、舌咽神经、迷走神经、舌下神经病变

（一）舌咽神经痛

【病因】

病因尚不明确，可能为舌咽及迷走神经的脱髓鞘病变引起舌咽神经的传入冲动与迷走神经之间发生"短路"的结果。近年来由于显微血管外科的发展，发现部分患者椎动脉或小脑后下动脉压迫于舌咽及迷走神经上，解除压迫后症状可以缓解。这些患者的舌咽神经痛可能与此有关。

【病理】

部分患者有舌咽及迷走神经的脱髓鞘病变。

【临床表现】

舌咽神经痛是一种局限于舌咽神经分布区的发作性剧烈疼痛。男性较女性多见，起病年龄多在 35 岁以后。疼痛的性质与三叉神经痛相似，呈刺激性、间歇发

作，每次持续数秒钟。疼痛位于扁桃体、舌根、咽、耳道深部，可因吞咽、谈话、呵欠、咳嗽而发作，伴有喉部痉挛感、心律失常如心动过缓甚或短暂停搏等症状。神经系统检查无阳性体征。在咽喉、舌根、扁桃体窝等部位可有疼痛触发点。将表面麻醉药丁卡因涂于患侧的扁桃体及咽部，可暂时阻止疼痛的发作。

【辅助检查】

1.颅底平片　可了解颈静脉孔大小。

2.鼻咽部检查　可排除鼻咽癌。

【诊断及鉴别诊断】

根据本病的临床特点诊断并不困难，但有时易与三叉神经痛混淆，需仔细询问疼痛的部位，以资鉴别。若疼痛持续，则需与鼻咽癌侵及颅底以及耳咽管肿瘤、扁桃体肿瘤相鉴别。此时即使无神经方面或鼻咽部方面的异常改变亦应提高警惕。

【治疗】

1.药物治疗　凡治疗原发性三叉神经痛的药物亦可应用于本病：卡马西平每次 100mg，每日 2～3 次，口服。七叶莲片，每次 4 片，每日 3 次，亦有疗效。

2.手术治疗　最有效及彻底的治疗方法是经颅内切断病侧的舌咽神经根及迷走神经最上端的 1～2 根丝。有人主张，如在术中发现有血管压迫舌咽神经，行微血管减压术以解除压迫、亦有效。

(二)延髓麻痹

【病因】

1.下运动神经元性延髓麻痹　系延髓的神经核或其周围神经受累所致。常见病因为延髓血管性病变，延髓髓空洞症，进行性延髓麻痹症，颅颈部畸形如颅底凹陷症、先天性延髓下疝畸形，颅底部转移癌浸润（如鼻咽癌），枕大孔附近的病变（如肿瘤、骨折、脑膜炎）及颈部肿瘤。此外，白喉常为产生舌咽神经、迷走神经麻痹的原因。

2.上运动神经元性延髓麻痹　系两侧皮质脑干束损害所致。可由各种病因引起，但最常见于因数次或数处脑卒中的后遗症，亦可见于肌萎缩侧索硬化症及弥漫性大脑血管硬化的患者。此外，尚可见于多发性硬化、多发性脑梗死、梅毒性脑动脉炎等患者。

【临床表现】

1.下运动神经元性延髓麻痹　又称球麻痹，临床表现为延髓神经支配的咽、喉、腭、舌的肌肉瘫痪、萎缩，可见吞咽困难，进食时食物由鼻孔呛出，声音嘶哑，讲话困难，构音不清，咽反射消失。核性损害时尚可有舌肌束性纤维颤动。

2.上运动神经元性延髓麻痹　又称假性延髓麻痹,临床表现为受延髓支配的肌肉瘫痪或不全瘫痪,软腭、咽、喉、舌肌运动困难,吞咽、发音、讲话困难。由于是上运动神经元性瘫痪,因此无肌肉萎缩,咽反射存在,下颌反射增强,并可出现强哭、强笑。

【诊断及鉴别诊断】

根据延髓神经麻痹的临床征象,诊断并不困难。

(1)上运动神经元性延髓麻痹与下运动神经元性延髓麻痹的鉴别在于前者无肌肉萎缩,咽反射存在,下颌反射亢进。

(2)与肌源性延髓麻痹作鉴别,肌源性延髓麻痹其病变部位不在延髓或发自延髓的脑神经,而在延髓神经支配的肌肉。症状与神经源性延髓麻痹相似,一般均为双侧性,无感觉障碍及舌肌颤动,可见于重症肌无力、皮肌炎、多发性肌炎等疾病。

【治疗】

延髓麻痹时除针对病因治疗外,对症处理亦属重要。对于吞咽困难、呼吸困难的患者需做相应的处理,如鼻饲流质、静脉补液、预防感染,必要时行气管切开等。

第二节　脊神经疾病

一、急性感染性多发性神经根神经炎

(一)流行病学

急性感染性多发性神经根神经炎又称古兰-巴雷综合征,是一种特殊类型的多发性神经炎,多见于中青年。病变主要侵犯神经根、周围神经和脑神经,少数累及脊髓前角和脑干运动核。

(二)病因

病因未明,一般认为本病为自身免疫性疾病,细胞及体液免疫途径均参与发病,也有人认为与病原体感染有关,常见感染因子有巨细胞病毒、EB病毒、肺炎支原体、空肠弯曲菌,其中空肠弯曲菌感染被认为是重要因素。

(三)病理

主要病理改变为周围神经中单核细胞浸润和阶段性脱髓鞘。病变部位在脊神经根(尤以前根为多见且明显)、神经节和周围神经,偶可累及脊髓。病理变化为水肿、充血,局部血管周围淋巴细胞浸润,神经纤维出现节段性脱髓鞘和轴突变性。本病也可有中枢神经系统病理改变,如在脑干的脑神经运动核、脊髓前角细胞有变性坏死,脑和脊髓白质小血管周围单核细胞浸润,脑实质甚至有出血、软化灶。

(四)临床表现

(1)病前 1～4 周有上呼吸道或消化道感染症状,少数患者有免疫接种史。

(2)急性、亚急性起病,迅速进展,半数在 2 周内达高峰,以四肢对称性无力为首发症状,大多最初影响下肢,以近端为主,病程中逐渐远端重于近端,当呼吸肌受累时则有呼吸困难;疾病早期常会出现共济失调征,如震颤和动作笨拙。

(3)以主观感觉障碍多见,主诉肢体远端感觉异常,呈手套袜子样分布,少数有口周麻木、刺痛,但客观感觉障碍较主观者少,即使有也多以关节位置觉、震动觉为主,少有浅感觉障碍,其中有患者感觉肌肉酸痛,可出现直腿抬高试验阳性。

(4)脑神经损害以双侧周围性面瘫多见,严重者出现延髓麻痹,少数出现动眼神经损害。

(5)自主神经功能障碍常见,可出现交感和副交感神经功能缺陷,而另一时间亢进,如出汗增多、皮肤潮红、手足肿胀、营养障碍,严重时有心动过速、直立性低血压等。

(6)四肢相对对称的迟缓性瘫痪,感觉体征轻微,四肢腱反射减弱或消失。

(五)辅助检查

1.脑脊液检查　蛋白含量增高而细胞数正常,即蛋白—细胞分离现象,蛋白质在起病数天开始持续升高,最高峰在发病后 4～6 周;脑脊液中可检测出髓鞘碱性蛋白 IgG 及寡克隆区带。

2.神经传导速度　早期肢体远端神经传导速度可正常,但 F 波潜伏期已延长,说明神经近端或神经根损害。病情逐渐进展出现传导速度减慢,波幅可无明显改变,并可持续到疾病恢复之后。

3.肌电图　最初改变为运动单位动作电位降低,第 2～第 5 周出现失神经电位。

4.心电图　严重病例可出现心电图改变,以窦性心动过速,T 波改变最常见。

5.血液　中度多核细胞增加或核左移,红细胞沉降率可中度增快,IgG、IgA、IgM、IgE 可增加。

(六)诊断

(1)病前 1～4 周有感染史,少数病人病前可有免疫接种史。

(2)急性或亚急性起病,四肢相对对称性的迟缓性瘫痪,感觉症状轻微,可伴脑神经损害,以面神经损伤为多见。

(3)心肌受累时可出现心力衰竭。

（4）脑脊液可有蛋白—细胞分离现象，病初蛋白含量可正常。发病后第2周起蛋白逐渐增高，至4～6周达最高峰。脑脊液中可出现寡克隆带和鞘内IgG合成增高。

（5）电生理检查提示神经传导速度减慢或阻滞。

（七）鉴别诊断

1.急性脊髓炎　有明显的横贯性感觉障碍平面，早期出现括约肌功能障碍。瘫痪肢体早期呈松弛性，随着病情好转瘫痪肢体肌张力逐步增高，腱反射亢进和出现病理反射。脑脊液蛋白和细胞数均有增高。

2.急性脊髓灰质炎　多见于小儿，起病时多有发热，有流行病学史。瘫痪肢体都呈不对称性，无感觉障碍；脑脊液检查细胞数和蛋白常增高；运动神经传导速度可正常，但波幅可减低。

3.周期性麻痹　四肢发作性瘫痪，无感觉障碍，发作时血清钾含量降低，心电图有低钾改变，补钾治疗后病情多数迅速好转，脑脊液无异常。病程较短，一般数小时至1～2d完全恢复。有反复发作史。

4.其他多发性神经炎　起病较为隐袭，四肢末端有对称性的感觉及运动障碍，以感觉障碍更突出。无脑神经障碍。多数病例能找到相关病因。

5.重症肌无力　病变多先侵犯眼部肌肉，亦可发生全身性肌无力，受累肌群于运动后无力加重，休息后改善，经抗胆碱酯酶类药物治疗症状好转。

6.肉毒中毒　可呈群体发病，有进食腐败的肉类、豆腐类、豆瓣酱病史。眼肌麻痹、吞咽困难及呼吸困难常较肢体瘫痪重，感觉正常，脑脊液无改变。

（八）治疗

1.综合治疗与护理　保持呼吸道通畅，防止继发感染是治疗的关键。吞咽肌及呼吸肌受累时咳嗽无力，排痰不畅，必要时气管切开，呼吸机辅助呼吸；加强护理，多翻身，预防压疮、肺部感染及防止肢体畸形。面瘫者需保护角膜，防止溃疡。因本病可合并心肌炎，应密切观察心脏情况，补液量不宜过大。如有感染适当选用抗生素。

2.激素　应用有争议，可早期短时应用，疗程不宜过长，一般在1个月左右，急性严重病例可短期冲击治疗，氢化可的松5～10mg/（kg·d）或地塞米松0.3～0.5mg/（kg·d）。

3.丙种球蛋白　尽早大剂量应用，400mg/（kg·d），静脉滴注，共5d。

4.血浆交换治疗　被认为是最有效的治疗措施，可明显缩短病程，但需专用设备，且价格昂贵。

5.神经营养药物　三磷酸腺苷 20mg、辅酶 A 50U、细胞色素 C 15mg,每日 1～2 次,肌内注射或加入补液中静脉滴注。口服或肌内注射维生素 B 族药物如维生素 B_1 或维生素 B_{12}。加兰他敏 5～10mg,每日 1～2 次,肌内注射。

6.中药　以清热解毒、活血通络为主。可用虎杖 15g,婆婆针 15g,土大黄 15g,丹参 15g,银花藤 60g,贯仲 20g,煎服,每日 1 剂。针灸上肢取穴手三里、合谷,配穴为肩髃、肩贞、曲池。下肢取穴肾俞、大肠俞、环跳,配穴为足三里、阳陵泉。隔日 1 次,10 次为 1 个疗程。一般以温针效果较好。

7.康复理疗　恢复期患者应尽早加强康复理疗,酌情选用按摩等。

(九)预后

本病虽较严重,但经过及时而正确的救治,一般预后仍较良好。急性期后,轻者多在数月至 1 年内完全恢复,或残留肢体力弱、指(趾)活动不灵、足下垂和肌萎缩等后遗症;重者可在数年内才逐渐恢复。病死率约为 20%,多死于呼吸肌麻痹或合并延髓麻痹、肺部感染、心肌损害和循环衰竭等。

二、慢性感染性脱髓鞘性多发性神经根神经病

(一)流行病学

慢性感染性脱髓鞘性多发性神经根神经病又称慢性古兰-巴雷综合征。有的认为 AIDP 和 CIDP 是同一种疾病的两种变异。可发生在任何年龄,多见于中青年。

(二)病因

有关本症的机制尚不明了,可能与免疫有关,也有 CIDP 是多发性硬化在周围神经系统的表现之说。

(三)病理

双侧神经根和周围神经普遍受累。在周围神经上的血管周围有单核细胞浸润、水肿,神经有节段性脱髓鞘和复髓鞘,有慢性、肥厚性神经病变,但无炎症感染的特点。约 1/4 患者有神经轴索变性,脊髓后柱可有髓鞘脱失。

(四)临床表现

(1)发病前常无前驱感染史,发病隐潜,常难估算其确切的起病时间。

(2)以肌无力和感觉障碍为主。肌无力症状常是对称性的,主要呈肩、上臂和大腿无力,也可合并前臂、小腿、手和足无力。肌肉抽动和痉挛少见,肌萎缩程度较轻。感觉症状常表现有感觉丧失,不能辨别物体,不能完成协调动作,患者诉有麻木、刺痛,可有紧束、烧灼或疼痛感,与其他周围神经疾病相比疼痛症状较少。可有

视觉减退、复视、面肌无力、面部麻木、吞咽困难等脑神经障碍。少数患者有Horner综合征、原发性震颤、尿失禁和阳痿等。

（3）常可伴发其他疾病，如甲状腺功能亢进症、获得性免疫缺陷综合征、遗传性运动和感觉神经病、中枢神经系统脱髓鞘病、慢性活动性肝炎、感染性肠道疾病、霍奇金病等。

（4）临床上可分为4种类型：①缓慢单相型；②复发型；③阶梯式进行型；④缓慢进展型。

（五）辅助检查

1.血液　常规的血和生化检查常无异常，少数患者有血清球蛋白增高。

2.脑脊液　蛋白质常增高，特别在复发期，蛋白质常在0.8～2.5g/L。脑脊液细胞常无异常。

3.神经传导和肌电图检查　运动传导速度一般较正常减低60%，肌肉动作电位的振幅也有下降，系由于运动单位减少所致。传入神经动作电位在尺神经、正中神经、腓肠神经常不能引出。

（六）诊断标准

1.必须包括标准（必须有下列特征）　①进行性肌无力（缓慢进行、阶梯性或复发）2个月；②对称性上肢或下肢的近端和远端肌无力；③腱反射减低或消失。

2.必须排除标准（必须没有下列情况）　①纯感觉神经病，手或足残缺，色素性视网膜炎，银屑病，曾应用或接触可引起周围神经的药物或毒品；②低血清胆固醇，卟啉症，空腹血糖＞7.5mmol/L，低血清维生素B_{12}，甲状腺功能减低，重金属中毒，脑脊液白细胞升高；③神经活检标本显示血管炎，神经纤维肿胀，髓鞘内空泡，淀粉样物质沉着等特征；④电诊断检查有神经肌肉传递缺陷、肌病或前角细胞疾病的特征。

3.主要实验室诊断标准　①神经活检标本有节段性脱髓鞘，复髓鞘，神经纤维丧失，葱球样形成和血管周围炎症等脱髓鞘病变的主要特征；②神经传导检查有传导速度变慢，至少2根运动神经的传导速度低于正常的70%（受累神经必须排除系局部压迫所致）；③脑脊液蛋白质＞0.45g/L。

4.诊断分类

（1）肯定：①必须包括标准；②必须排除标准；③具备3个实验室标准。

（2）可能：①必须包括标准；②必须排除标准；③具备3个实验室标准中的2个。

（3）可疑：①必须包括标准；②必须排除标准；③具备3个实验室标准中的

1个。

(七)鉴别诊断

(1)CIDP 须与其他各种遗传性、代谢性、新生物、肿瘤和中毒性等疾病相鉴别。遗传性疾病常有骨骼方面的异常。肥厚性间质性神经病是一种遗传性神经病,在无家族史时较难与 CIDP 鉴别,其突出的体征为周围神经增粗,按压肥厚的神经通常不引起疼痛或感觉异常。

(2)有很多疾病引起的多发性神经根神经病变可伴有脑脊液蛋白质增高,如糖尿病、尿毒症、肢端肥大症和肝性脑病,通过实验室检查可以区别。有的疾病可产生 CIDP 样综合征,如溃疡性结肠炎、局限性肠炎、肾小球性肾炎和红斑狼疮,需注意辨别。

(3)多发性神经根神经病变也可发生在淋巴细胞性白血病、淋巴瘤和霍奇金病、骨髓瘤、肉瘤和新生物性多发性神经根神经病。在诊断 CIDP 时,必须详细了解病史并做一系列实验室检查以鉴别。

(八)治疗

1.皮质激素 首选药物,每天单剂泼尼松 1mg/(kg·d)为宜,用 3～4 周后逐步递减为间日剂量,最后达到维持剂量,剂量宜逐步减少以防复发。如果患者症状恶化,可重复应用始剂量,即使缓解时亦宜低剂量维持。

2.免疫球蛋白 常用剂量为 0.4g/(kg·d),用 5d,其效果因人而异。

3.血浆交换疗法 有效率可达 80%,在几天之内即可改善。但大部分患者在血浆交换停止后 7～14d 复发,往往需要延长血浆交换时间,并加用泼尼松和环磷酰胺。

4.免疫抑制药 硫唑嘌呤 2～3mg/(kg·d)。开始用 50mg 次/天,每周递增 50mg 次/天,至预定剂量。注意随访白细胞和血小板计数。也可用环磷酸胺 2mg/(kg·d)或环胞素 A 3～5mg/(kg·d),分 2 次服。

(九)预后

患者无法工作者可占 8%,因于轮椅或床褥的亦可有 28%。最后大多死于并发症或其他疾病。

三、多发性神经病

(一)病因

(1)中毒,包括药物(如碘胺药、异烟肼、呋喃西林类、胺磺酮、长春新碱等)、金属(如砷、汞、铋、铜、金、铅、锰等)、化学品(如一氧化碳、二氧化硫、硝基苯、三氯乙烯、有机磷等）。

（2）营养缺乏、代谢障碍、慢性酒精中毒、脚气病、糖尿病、血卟啉病、恶病质、尿毒症、胃切除后等。

（3）免疫性或血管性疾病，如急性炎症性脱髓鞘性神经病、急性过敏性神经病、结缔组织病如红斑狼疮等。

（4）感染，如流感、腮腺炎、白喉、猩红热、菌痢、传染性单核细胞增多症等病毒或细菌性感染。

（5）遗传性运动、感觉性神经病等。

（二）病理

主要病理过程是轴突变性和节段性髓鞘脱失。轴突变性可原发于轴突或细胞体的损害，或胞体尚完好，而突起自末梢的近端发生变性，严重者远端产生类似 Wallerian 变性，轴突变性后可使运动终板变性及所支配的肌纤维发生萎缩。轴突变性也可继发髓鞘崩解，使髓鞘裂解为块状或球状体。节段性髓鞘脱失可见于古兰-巴雷综合征、白喉、铅中毒等，其原发损害神经膜细胞使髓鞘呈节段性破坏，轴突常不受累，因此较少肌肉萎缩。但如有严重的节段性脱髓鞘，也可继发轴突变性而致肌肉萎缩。节段性髓鞘脱失可迅速恢复，使原先裸露的轴突恢复功能。

（三）临床表现

本病病程可有急性、亚急性、慢性、复发性，取决于病因。可发生在任何年龄。大部分患者症状在几周到几个月内发展。

1.感觉障碍　肢体远端感觉异常，如刺痛、蚁行感、灼热、触痛等感觉。客观检查时可发现有手套-袜子型的深、浅感觉障碍，病变区皮肤有触痛及肌肉压痛。

2.运动障碍　肢体远端对称性无力，其程度可自轻瘫以至全瘫，大多有垂腕、垂足的表现，肌张力减低。如果病程较久则可出现肌萎缩，上肢以骨间肌、蚓状肌、大鱼际肌、小鱼际肌，下肢以胫前肌、腓骨肌为明显。

3.腱反射异常　常见减低或消失。

4.自主神经功能障碍　肢体末端皮肤菲薄、干燥、变冷、苍白或发冷，汗少或多汗，指（趾）甲粗糙、松脆。

（四）辅助检查

1.脑脊液检查　少数患者可见蛋白质增高。

2.血生化检查　检测血糖、血维生素 B_1 水平、尿素氮、肌酐、甲状腺功能等。

3.免疫检查　可做免疫球蛋白、类风湿因子、抗核抗体、抗磷脂抗体等检测，以及淋巴细胞转化试验和花环形成试验等。

4.神经电生理　如果仅有轻度轴突变性,则传导速度尚可正常。当有严重轴突变性及继发性髓鞘脱失时则传导速度变慢,肌电图则有去神经性改变。在节段性髓鞘脱失而轴突变性不显著时,则传导速度变慢,但肌电图可正常。

5.神经活检　如怀疑为遗传性的患者,可行腓肠神经活检。

(五)诊断

1.起病形式　可呈急性、亚急性或慢性。

2.感觉障碍　受累肢体远端针刺、蚁行、烧灼等感觉异常,通常从远端开始,两侧对称,典型者呈手套-袜子型感觉障碍。

3.运动障碍　对称性肢体远端肌力减退,肌张力降低,腱反射降低或消失,急性期后出现远端肌肉萎缩。腓肠肌可有压痛,行走时呈跨阈步态。

4.营养障碍　肢体远端皮肤发冷、光滑菲薄或干燥皱裂,指(趾)甲松脆、角化过度,出汗过多或无汗等。

5.辅助检查　①脑脊液:一般正常。如为脱髓鞘性病变,细胞数可稍增高或正常,蛋白可增高。②电生理检查:感觉、运动神经传导速度减慢,肌电图呈失神经改变。③周围神经活检:如怀疑为遗传性疾病,可行腓肠神经活检。

(六)鉴别诊断

1.红斑性肢痛症　以双下肢多见,表现为肢端剧痛,局部皮温增高、发红、多汗或轻度凹陷性水肿。发作时将患肢浸于冷水中疼痛可减轻或缓解,受热后血管扩张可使症状加重。

2.雷诺病　以双上肢多见,表现为双侧手指苍白、发凉、麻木、烧灼感,也可因继发性毛细血管扩张而呈青紫色。晚期可发绀、溃烂。寒冷时因血管收缩可使症状加重。

3.癔症性肢体麻木　常由精神因素发病,肢体麻木程度、持续时间长短不一,且有其他癔症症状。腱反射多活跃,套式感觉障碍范围常超过肘、膝关节,或边界变化不定。

(七)治疗

1.病因治疗　控制全身性疾病,纠正营养及代谢障碍。若为中毒所致,停止有害物接触,设法促进体内毒物排泄,并给予相应的解毒措施,停用一切可能导致神经病变的药物。

2.一般处理　注意保持肢体功能位置,加强肢体被动运动,以防止肌肉挛缩和畸形。肢体疼痛者可用止痛药。

3.药物治疗

(1)激素:急性期可用地塞米松 0.75mg,每日 1 次,口服;或泼尼松 15～30mg,每日 1 次,顿服。

(2)维生素类药物:维生素 B_1 100mg 或呋喃硫胺 20mg,每日 1 次,肌内注射。维生素 B_{12} 0.5～1mg,每日 1 次,肌内注射。烟酸 50～100mg,每日 1 次,肌内注射;或 100mg,每日 3 次,口服。

(3)金属中毒者可选用络合剂:5％二巯基丙磺酸钠 5mL,肌内注射,急性中毒第 1 天 3～4 次,第 2 天 2～3 次,以后每日 1 次,7d 为 1 个疗程;慢性中毒每日 1 次,用药 3d 停药 4d,可用 5～7 个疗程。也可用二巯基丁二酸钠(DMS)1g 加注射用水或生理盐水 20mL,每日 1 次,缓慢静脉注射,一般 7d 为 1 个疗程。

(4)改善微循环:地巴唑 10mg,每日 3 次,口服;加兰他敏 5mg,每日 1～2 次,肌内注射。

(5)其他:理疗法或针灸。疼痛严重者用普鲁卡因离子透入。恢复期及早行体疗。

(八)预后

大多数患者可以好转和恢复。

四、良性流行性神经肌无力

(一)流行病学

世界各地均有流行,青年妇女发病率较高,但任何年龄均可患病,最多在女职工高度集中的医院及工厂内流行,散发病例少见。

(二)病因

本病的病因和传播方式尚未明了,似乎是通过人的接触传染。至今仍未发现病原体,亦无证据说明食物和饮水是本病的致病原。疲劳、寒冷和经期等可能为诱致复发的因素。

(三)病理

病理不明。

(四)临床表现

1.临床症状　多种多样,且多变化。潜伏期可能为 1 周。大多数病例在病前 1～2 周常有轻度上呼吸道感染和胃肠道症状,包括喉痛、咳嗽、恶心、呕吐和腹泻等;可伴有低热及颈后淋巴结肿大,个别病例可有寒战和高热。

2.神经系统　头痛缠绵持久,用一般镇痛药不能解除。四肢、颈、背等处肌肉的疼痛和压痛是本病的突出症状,疼痛是短暂和游走性的。患肢无力,但不存在真正的瘫痪。个别患者弛缓性瘫痪虽极严重,但腱反射仍保存,且极少出现阳性划足底征。患者感周身疲惫无力,随意动作迟缓。少数患者在康复期中动作呈弹跳性,而出现锥体外系病变样的各种不随意动作。有的患者动作迟缓和动作过度交替出现。个别病例可出现脊髓横贯性病变及膀胱括约肌功能障碍的症状。皮肤感觉过敏或感觉异常可突出,但往往不按照周围神经或神经根的分布,感觉丧失多甚轻微。颜面部及鼻咽部的灼痛常于早期出现,其他脑神经均可受累,尤以听觉和前庭功能障碍最多见。

3.精神症状　轻者仅表现为神经症,重者则形成重型精神症。患者多愁善感,轻微的外界压力或精神刺激就可引起焦虑、猜疑、恐惧、抑郁或癔症样发作。思维能力、记忆力和计算力等都可减退,注意力不能集中,夜间常失眠或多梦,言语增多或减少。

（五）辅助检查

(1)红细胞沉降率可正常或稍增高。

(2)脑脊液大多正常,偶见淋巴细胞增多和轻度蛋白质增高。

(3)电生理示阵发性正相尖波的动作电位发放,间歇期正常。

(4)病原学检查阴性。

（六）诊断及鉴别诊断

(1)在女职工高度集中的团体中呈暴发性流行,青年妇女的发病率高。

(2)症状繁多,主诉多而客观体征少。

(3)脑脊液大多正常,偶见淋巴细胞增多和轻度蛋白质增高,红细胞沉降率可正常或稍增高。病毒学和细菌学检查均正常,故不难与脊髓灰质炎鉴别。肌电图检查发现阵发性正相尖波的动作电位发放。

（七）治疗

本病病因不明,故尚无特效疗法。对症疗法为主。卧床休息可能有助于症状的缓解。应避免受冻、潮湿、环境压力和精神刺激,多给患者精神上的鼓励,以解除不必要的顾虑,有计划活动可促进症状的缓解和减少复发。

（八）预后

病程呈弛缓性,一次得病后可有多次复发和缓解,但预后良好,最后几乎痊愈,仅个别病例复发的症状可持续数月至数年,而于起病数年后仍残留神经征象或肌肉萎缩。

五、特发性臂丛神经痛

（一）流行病学

也称为急性臂神经根炎、神经痛性肌萎缩、臂丛神经炎等。可发生在任何年龄，有的呈家族性，男性患病为女性的2倍。

（二）病因

确切的病因尚不清楚，有认为与应用血清或接种伤寒、天花、白喉、流感疫苗，注射破伤风类毒素有关。也有在罹患单核细胞增多症、红斑狼疮、霍奇金病、巨细胞病毒感染、埃勒斯-当洛斯综合征，或外科手术后、外伤情况下发病。复发性者可能与自身免疫有关。

（三）病理

主要侵犯神经根、周围神经和脑神经，少数累及脊髓前角和脑干运动核。

（四）临床表现

1.肩区疼痛　急性发病，有严重的肩区疼痛，有时涉及背、颈和臂，疼痛在夜间尤甚，为了避免疼痛，患者尽量减少肩部活动，因此其上肢常处于肘屈、肩内收位，反之则可引起疼痛。但也有个别病例没有疼痛的现象。一般疼痛在几天后消失，但也有历时几周或在活动时诱发疼痛。

2.感觉障碍　仅有1/4的患者可有感觉障碍，主要影响肩和上臂的外侧。

3.上肢无力　往往在疼痛后几小时或几天可产生上肢无力，大多在疼痛后7～10d出现无力，也有在21～28d后出现乏力和肌无力，主要涉及肩和臂近端的肌肉。腋神经和肩胛上神经是最易受累的，但是支配前锯肌的神经也常受累。单侧肢体完全瘫痪罕见。通常右侧患病较多见，约25％的患者双侧患病。有些患者单侧上肢近端无力，伴有对侧上肢的单神经病变，有时伴膈肌瘫痪，此亦可视为单神经性的臂丛神经病，其他臂丛的分支如桡神经、前骨间神经亦可发生病变。如果病变持续时间较久，则可产生肌肉萎缩。

（五）辅助检查

1.脑脊液　常无异常改变。

2.电生理　肌电图示周围神经丛病变，而脊神经根无改变。

3.神经活检　在远端的感觉神经有轴突变性，神经内膜下水肿，慢性局限炎症和洋葱球样形成。在复发性的受累神经可有节段肥大。

（六）诊断

根据患者出现上肢疼痛、无力，而除外其他疾病如颈椎骨质增生或伴椎间盘突出、胸廓出口综合征、上肢的单神经病变等即可诊断。

（七）鉴别诊断

1.颈椎病　如在颈椎骨质增生或伴椎间盘突出时,往往在相应节段发生肌萎缩和感觉障碍,通常以 $C_{7\sim8}$ 多见,因此在手掌尺侧有肌肉萎缩和针刺觉减退,颈椎X线片常显示明显骨质增生。

2.胸廓出口综合征　可有神经根压迫症状,但同时还有血管压迫的症状,颈椎摄片常可见颈、肋等骨结构异常的表现。

3.上肢的单神经病变　如桡神经受损,则有腕垂、手背桡侧针刺感减退。正中神经受损时则握拳不能,手掌桡侧针刺感减退。尺神经病变常有爪形手的表现,手背和手掌尺侧有针刺感减退,因为症状特殊易于鉴别。

（八）治疗

(1)皮质类固醇或 ACTH 可减轻疼痛,但对疾病的病程不产生影响。

(2)急性期有疼痛时,则尽量减少手臂的活动。严重疼痛时可应用镇痛药。

(3)康复期特别要预防肩关节活动受限,可辅以理疗、针灸、推拿等综合措施。

(4)应用 B 族维生素、ATP、辅酶 A 和中药等协同治疗。

（九）预后

预后一般良好,80%的患者在 2 年内恢复,90%的患者可在 3 年内恢复。恢复与疾病在急性期的病程、部位和严重度没有直接关系。单侧病变较双侧者在第 1 年内恢复较快。75%的患者可以完全恢复功能。5%的患者有复发和缓解过程。少数出现持久性的运动缺陷。如有下列情况预后较差:①严重和较长时间的疼痛或反复疼痛。②发病后 3 个月没有任何改善的迹象。③全臂丛或下臂丛病变。

六、胸廓出口综合征

（一）流行病学

胸廓出口综合征常见于女性病人,男女发病比例1:(2～3)。好发于 30 岁以上。某些职业要求肩关节长期内收、外展可能导致这一综合征。其中秘书、计算机操作员、长期坐位工作者是易患人群。第二类易患年轻人群是那些肌肉肥大者,常见于举重运动员或上肢过度内收者,如电工及伐木工人。此外,局部创伤病人亦是易患人群,如锁骨骨折骨不连或连接不正。

（二）病因

目前已知至少有 9 个解剖位置上的神经血管受压可导致 TOS,其中最常见的 3 个部位:

（1）斜方肌三角肌间隙（前斜角肌综合征），即肥厚的前斜角肌肌腹收缩时，可造成斜角肌间隙狭窄，而压迫其后方的锁骨下动脉和臂丛神经干。

（2）肋骨及锁骨之间（肋锁综合征），由于肋锁间隙先天狭窄，骨折后愈合畸形、肌萎缩或瘦弱女性肩塌陷下垂均可造成动脉、静脉及神经的压迫症状。

（3）胸肌与胸腔之间（胸肌综合征），当上臂过度外展，血管神经在胸小肌喙突止点处钩住向上锐突，同时胸小肌收缩，腱下血管神经受压、摩擦而出现症状。

此外，颈肋、第七颈椎横突过长，锁骨骨折，第一肋骨裂开，第一、第二肋骨骨融合，头部甩鞭伤亦是常见原因。尚有部分病人病因未明。

（三）临床表现

1.症状　手指麻木及针刺感为常见症状。常于晚上出现症状或症状加重，上肢上举时症状加重，而放下时减轻。疼痛症状由锁骨上肩部放射至上臂中部、前臂直至第四、第五指。运动症状表现为肌力减弱及肌肉萎缩，常为后期症状。运动症状通常局限于手部各小肌，或从正中神经或尺神经支配的肌群开始。前臂肌群受累较少见。患者很少诉及血管受压症状，如手冰冷、苍白或上肢肿胀。偶有颈交感神经麻痹综合征出现。

2.Adson 运动　是诊断由于血管受到斜方肌与三角肌间隙肌肉压迫而导致桡动脉脉搏减少或消失的一种检查方法。病人上肢外展时，检查者内收和外旋病人肩关节。病人下颌转向患侧，深呼吸并屏住呼吸，锁骨下动脉可能在胸肌及胸壁之间受压。这些运动可缩小斜角肌间隙，导致桡动脉脉压减少。此征反复推敲，两侧对比，有助于对卡压部位的判断。

3.3min 臂上举试验　患者上臂抬起 90°，肩外展外旋，屈肘并保持此姿势 3min，同时手持续做收放动作。TOS 病人，受累肢体很快出现易疲劳及沉重感，不到 3min 逐渐出现手麻木及针刺感。

4.Wright 试验　肩关节内收，肱骨外旋，头部呈中立位。此外，直接压迫斜角肌、三角肌间隙或胸小肌下部可产生疼痛或感觉异常，并向手正中放射。这些检查只有在神经症状出现才视为阳性，而不只是脉搏消失。许多非 TOS 病人做这些检查时可能会有脉搏消失。

（四）辅助检查

1.X 线检查　颈椎、胸部、肩部 X 线片发现颈肋、肺尖部肿瘤及关节炎。

2.电生理检查　当神经损害导致轴突病变时，电生理定位检查尺神经及正中神经支配的手部小肌肉可能提示相关的慢性去神经病变。EMG 有助于 TOS 与颈神经根病、腕管综合征及肘部尺神经受压的鉴别。体感诱发电位不能增加 EMG

检查的灵敏性。已有报道 F 波的诊断价值，它取决于 Wallerian 变性程度。第 5 指的感觉动作电位波幅与第 3 指相比可能降低，这有助于诊断 TOS。

3.血管造影　血管造影对于血管受压部位的定位是有效的，有助于鉴别内在受压或外源性压迫，提示血流障碍是固定的或间断的，这种方法尤适合于那些巨大颈肋病人及以前经历过不成功颈肋切除术病人。

4.MRI　MRI 在诊断颈椎椎间盘突出症、椎间盘脱出症、脊髓空洞症方面已经取代脊髓造影。

5.肌活检　TOS 手术过程中，前斜角肌活检可能发现肌纤维由Ⅰ型和Ⅱ型混杂变为Ⅰ型肌纤维占优势，这可以证实 TOS 诊断。

（五）诊断

肢体酸胀麻木为必备症状，但主诉与体征大多不符合典型周围神经痛觉减退分布，而表现以正中神经或尺神经为主的混合型分布。一般来说，具备以下 3 条即应考虑 TOS：①臂及上臂疼痛；②疼痛自前胸及肩胛周围放射；③上臂外展或压迫肩胛喙突处出现症状。

（六）鉴别诊断

颈肌腱炎、肱二头肌或腕屈肌肌腱炎，以及整块肌肉肌炎可在 TOS 相同分布区出现疼痛。颈部神经病变及尺神经病变可出现感觉异常、疼痛、鱼际肌和手固有肌萎缩。腕管综合征可有感觉异常，从而于夜间唤醒病人。锁骨下盗血综合征，其指标是运动后受累肢体出现脉搏减少，此病可导致肢体冰冷及疼痛。肺尖部肿瘤可能通过压迫神经血管而出现类似 TOS 症状。肩周炎和颈椎疾病也可引起类似症状，通过肌肉等长收缩试验和神经系统专科检查很容易鉴别。

（七）治疗

1.保守治疗　适用于症状轻和初发病人，方法：①左（右）锁骨上窝压痛区注射 1% 普鲁卡因 5mL 加氢化可的松 1mL 注入局部肌肉内，每周 1 次，3～5 次为 1 个疗程。局部肌肉有劳损史者效果明显。②口服地塞米松、泼尼松和消炎痛等药物。③理疗：锁骨上窝采用透热疗法或碘离子透入。④肩带肌肉锻炼的体疗和颈部牵引等。⑤改善姿势。

2.手术治疗　适用于经过 1～3 个月非手术治疗后症状无改善甚至加重，尺神经传导速度经过胸廓出口低于 60m/s 者；血管造影显示锁骨下动脉和静脉明显狭窄受阻者；局部剧痛或静脉受压症状显著者。手术原则是解除对血管神经束的骨性剪刀样压迫，必须截除第 1 肋骨全长和解除有关压迫因素，使臂丛和锁骨下动脉下移而又不产生畸形并发症。

（八）预后

取决于病因,病因根除后多数可痊愈。

七、尺神经损伤

（一）病因

在腕部,尺神经易受切割伤。在肘部,尺神经可受直接外伤或骨折脱臼合并损伤。严重肘外翻畸形及尺神经滑脱可引起尺神经损伤(称慢性尺神经炎或肘管综合征)。全身麻醉时如不注意保护,使手臂悬垂于手术台边,可因压迫而引起瘫痪。在颈肋或前斜角肌综合征,以尺神经受损为最多。

（二）临床表现

1.畸形　有爪状畸形。肘上损伤爪状畸形较轻;如在指屈深肌神经供给远侧损伤,因指深屈肌失去手内肌的对抗作用,爪状畸形明显,即无名指、小指、掌指关节过伸,指间关节屈曲。不能在屈曲掌指关节的同时伸直指间关节。由于桡侧二蚓状肌的对抗作用,示中指无爪状畸形或仅有轻微畸形。

2.运动障碍　在肘上损伤,尺侧腕屈肌和指深屈肌尺侧半瘫痪、萎缩,不能向尺侧屈腕及屈无名指、小指远侧指关节。手指平放时,小指不能爬桌面。手内肌广泛瘫痪,小鱼际、骨间肌、第3和第4蚓状肌、拇内收肌及屈拇短肌内侧头均瘫痪。小鱼际及掌骨间有明显凹陷。各手指不能内收外展。夹纸试验阳性。拇指和食指不能对掌成完好的"O"形,此两指对捏试验显示无力,是由于内收拇肌瘫痪、不能稳定拇指掌指关节所致。小指与拇指对捏障碍。因手内肌瘫痪,手的握力减少约50%,并失去手的灵活性。

3.感觉障碍　手的尺侧、小指全部、无名指尺侧感觉均消失。

（三）辅助检查

1.X线　有助于发现骨折、脱位等。

2.电生理　神经电生理检查可明确神经损伤部位及严重程度。

（四）诊断

1.病史　腕、肘部的外伤史。

2.典型症状与体位　无名指、小指呈爪形手,第一背侧骨间肌萎缩,手指不能内收外展,无名指、小指感觉障碍。

3.肌电图检测　可明确损伤部位及性质。

（五）治疗

1.手术　根据损伤情况,行减压、松解或吻合术。为了获得长度,可将尺神经移至肘前。尺神经中感觉与运动纤维大致相同,故缝合时尤须注意准确对位,不可旋转。在尺神经远侧单纯缝合感觉支及运动支,效果良好。如无恢复,可转移食指、小指固有伸肌及中指、无名指屈指浅肌代替骨间肌和蚓状肌,改善手的功能。

2.神经营养剂　如维生素 B 族、ATP、辅酶、神经节苷脂等。

(六)预后

取决于治疗是否及时,早期缝合效果好。

八、正中神经损伤

(一)病因

正中神经位置较深,一般不易损伤。火器伤、玻璃割伤、刀伤及机器伤较常见,尤以正中神经的分支手部指神经伤多见。肱骨下端骨折和前臂骨折,均可合并正中神经损伤。缺血性挛缩亦常合并正中神经损伤。

(二)临床表现

正中神经是由 $C_8 \sim T_1$ 组成,主要功能为前臂旋前和屈腕、屈指。

1.腕部正中神经损伤　出现拇对掌肌、拇短展肌及拇短屈肌浅头瘫痪,因此拇指不能对掌,不能向前与手掌平面形成 $90°$,不能用指肚接触其他指尖,大鱼际萎缩、拇指内收形成猿手畸形。伤后拇、食、中、无名指桡侧半掌面及相应指远节背面失去感觉,严重影响手的功能,持物易掉落,无实物感,并易受外伤及烫伤。手指皮肤、指甲有显著营养改变,指骨萎缩,指端变小变尖。

2.肘部正中神经损伤　除上述外,尚有旋前圆肌、桡侧腕屈肌、旋前方肌、掌长肌、指浅屈肌、指深屈肌桡侧半及拇长屈肌瘫痪,故拇指、食指不能屈曲,握拳时此二指仍伸直,有的中指能屈一部分,食指及中指掌指关节能部分屈曲,但指间关节仍伸直。感觉与营养改变同前。常合并灼性神经痛。

(三)辅助检查

1.X 线　有助于发现骨折、脱位等。

2.电生理　神经电生理检查可明确神经损伤部位及严重程度。

(四)诊断

(1)在腕、肘部有明显外伤史。

(2)典型的猿手畸形,桡侧掌面 3 个半手指感觉障碍,拇指对掌功能丧失,拇、食指末节屈曲不能(肘部受损时)。

(3)肌电图检查可明确损伤部位及性质。

（五）治疗

1.非手术治疗　包括药物、理疗及功能训练,适合于轻度损伤或病程短者。

2.手术治疗　适合于经非手术治疗 3 个月无恢复者或开放性神经损伤。根据损伤性质,早期手术缝合,效果一般较好,但手内肌恢复常较差。如神经恢复不佳,可行无名指屈指浅肌或小指展肌转移拇对掌成形术,也可行其他肌腱转移术改善屈指屈拇功能。

（六）预后

取决于治疗是否及时,早期缝合效果好。

九、桡神经损伤

（一）病因

桡神经在肱骨中下 1/3 贴近骨质,此处肱骨骨折时,桡神经易受损伤。骨痂生长过多或桡骨头脱臼也可压迫桡神经,手术不慎也可损伤此神经。

（二）临床表现

桡神经由 $C_{5\sim8}$ 组成,支配上肢肱三头肌、肘肌、肱桡肌、旋后肌、拇指伸肌及拇长展肌等,主要功能为伸肘、伸腕、伸指。

1.畸形　由于伸腕、伸拇、伸指肌瘫痪,手呈"腕下垂"畸形。由于旋后肌瘫痪,前臂旋前畸形。肘以下平面损伤时,由于支配桡侧腕伸肌的分支未受损,故腕关节可背伸,但向桡偏,仅有垂拇、垂指不能和前臂旋前畸形。

2.感觉障碍　损伤后在手背桡侧、上臂下半桡侧的后部及前臂背侧、虎口背侧感觉减退或消失。

3.运动障碍　桡神经在上臂损伤后,出现伸腕、伸拇、伸指不能,由于肱二头肌的作用,前臂旋后能够完成,但力量明显减退。拇指不能做桡侧外展,如桡神经损伤平面在肘关节以下,主要表现为伸拇、伸指不能。

（三）辅助检查

1.X 线　有助于发现骨折、脱位等。

2.电生理　神经电生理检查可明确神经损伤部位及严重程度。

（四）诊断及鉴别诊断

1.典型的外伤史　如肱骨干中下 1/3 骨折、桡骨小头脱位等。

2.典型的症状与体位　腕下垂,伸拇、伸指不能。

3.肌电图检测　可明确损伤部位性质。

（五）治疗

一般先保守治疗观察1～2个月后再决定根据伤情采用神经减压、松解或缝合术。必要时用屈肘、肩内收前屈及神经前移等方法克服缺损。如缺损多则行神经移植术。神经吻合后效果较正中神经、尺神经好。如不能修复神经,可施行前臂屈肌属肌腱转移伸肌功能重建术,效果较好,肱三头肌瘫痪影响不甚严重,因屈肘肌放松和地心引力可使肘关节伸直。

（六）预后

取决于治疗是否及时。

十、坐骨神经痛

坐骨神经由腰$_5$～骶$_3$神经根组成。坐骨神经痛(SN)是指沿坐骨神经通路及其分布区的疼痛,即在臀部、大腿后侧、小腿后外侧和足外侧的疼痛症状群。这是多种疾病所引起的一种症状。

（一）病因

原发性坐骨神经痛即坐骨神经炎,临床上少见。主要是坐骨神经的间质炎,多由牙齿、鼻窦、扁桃体等病灶感染,经血液而侵及神经外膜引起,多与肌炎和纤维组织炎伴同发生。寒冷、潮湿常为诱发因素。

继发性坐骨神经痛是因坐骨神经通路遭受邻近组织病变影响引起。按照病理变化的部位又可分为根性和干性坐骨神经痛两种。根性坐骨神经痛病因以腰椎间盘突出最多见,其次有椎管内肿瘤、腰椎结核、脊椎骨关节病、蛛网膜炎、腰骶神经根炎等。干性坐骨神经痛病因有骶髂关节炎、盆腔内肿瘤、妊娠子宫压迫、臀部外伤、梨状肌综合征、臀肌注射不当以及糖尿病等。

（二）临床表现

本病以男性青壮年多见,单侧为多。疼痛程度和时间常与病因和起病缓急有关。

1.根性坐骨神经痛　急性或亚急性起病,少数为慢性起病。疼痛常自腰部向一侧臀部、大腿后、腘窝、小腿外侧及足部放射,呈烧灼样或刀割样疼痛,咳嗽及用力时疼痛可加剧,夜间更甚。病人为避免神经牵拉、受压,常取特殊的减痛姿势,如睡时卧向健侧,髋、膝关节屈曲,站立时着力于健侧,日久造成脊柱侧弯,多弯向健侧,坐位时臀部向健侧倾斜,以减轻神经根的受压。牵拉坐骨神经皆可诱发疼痛,或疼痛加剧,如Kernig征、直腿抬高试验阳性;坐骨神经通路可有压痛,如腰旁点、臀点、腘点、踝点及跖点等。患肢小腿外侧和足背常有麻木及感觉减退。臀肌张力松弛,跟腱反射减弱或消失。

2.干性坐骨神经痛　起病缓急也随病因不同而异。如受寒或外伤诱发者多急性起病。疼痛常从臀部向股后、小腿后外侧及足外侧放射。行走、活动及牵引坐骨神经时疼痛加重。压痛点在臀点以下,Lasegue 征阳性,而 Kernig 征多阴性,脊椎侧弯多弯向患侧,以减轻对坐骨神经干的牵拉。

(三)辅助检查

1.脑脊液检查　多数正常,椎管狭窄患者可有蛋白升高。

2.神经电生理　可有神经感觉及运动传导速度减慢,肌电图提示神经源性损害。

3.X线　摄片可见受累椎间隙变窄。

4.CT 或 MRI 检查　可明确病因。

(四)诊断及鉴别诊断

根据疼痛的部位及放射方向,加剧疼痛的因素,减痛姿势,牵引痛及压痛点等诊断不难,但须确定病因。

1.腰椎间盘突出　患者常有较长期的反复腰痛史,或重体力劳动史,常在一次腰部损伤或弯腰劳动后急性发病。除典型的根性坐骨神经痛的症状和体征外,还有腰肌痉挛,腰椎活动受限和生理屈度消失,椎间盘突出部位的椎间隙可有明显压痛和放射痛。X线片可见受累椎间隙变窄,CT 或 MRI 检查可确诊。

2.腰椎管狭窄症　多见于中年男性,早期常有"间歇性跛行",行走后下肢痛加重,但弯腰行走或休息后症状减轻或消失。当神经根或马尾受压严重时,也可出现一侧或两侧坐骨神经痛症状及体征,病程呈进行性加重,卧床休息或牵引等治疗无效。腰骶椎 X 线片或 CT 可确诊。

3.马尾肿瘤　起病缓慢,逐渐加重。病初常为单侧根性坐骨神经痛,逐渐发展为双侧。夜间疼痛明显加剧,病程进行性加重。并出现括约肌功能障碍及鞍区感觉减退。腰椎穿刺有蛛网膜下腔梗阻及脑脊液蛋白定量明显增高,甚至出现 Froin 征,脊髓碘水造影或 MRI 可确诊。

4.腰骶神经根炎　因感染、中毒、营养代谢障碍或劳损、受寒等因素发病。一般起病较急,且受损范围常超出坐骨神经支配区域,表现为整个下肢无力、疼痛,轻度肌肉萎缩,除跟腱反射外,膝腱反射也常减弱或消失。

5.其他　腰椎结核、椎体转移癌、骶髂关节、髋关节、盆腔和臀部的病变,必要时除行腰骶椎 X 线检查外,还可行骶髂关节 X 线检查,肛门指诊、妇科检查以及盆腔脏器 B 超等检查以明确病因。

（五）治疗

1.卧床休息　特别是椎间盘突出患者更应该强调早期卧硬床休息，一般 3～4 周。

2.药物治疗　止痛药如阿司匹林、安乃近、保泰松、氨基比林，维生素 B 族如维生素 B_1、维生素 B_{12}。急性期可短程口服皮质类固醇激素，如泼尼松每日 3 次，每次 5～10mg，持续 2 周。

3.理疗　急性期可用超短波疗法、红外线照射等治疗。慢性期可用短波疗法直流电碘离子导入。推拿和针灸也有效。

4.封闭疗法　坐骨神经干普鲁卡因封闭疗法或骶管内硬脊膜外封闭疗法可缓解疼痛。

（六）预后

预后良好，病程依病因而异，解除病因后多数治愈，少数反复发作、持续数月部分患者未及时治疗出现肌肉萎缩，甚至瘫痪。

第四章 脊髓疾病

第一节 急性脊髓炎

急性脊髓炎是非特异性炎症引起的脊髓白质脱髓鞘病变或坏死,导致急性横贯性脊髓损害,也称为急性横贯性脊髓炎,以病损水平以下肢体瘫痪、传导束性感觉障碍和尿便障碍为临床特征。

一、病因及分类

脊髓炎通常包括脊髓的感染性和非感染性炎症。主要包括病毒性脊髓炎,继发于细菌、真菌、寄生虫感染的脊髓炎,继发于原发性肉芽肿疾病的脊髓炎和非感染性脊髓炎等。若炎症限于灰质称为脊髓灰质炎;若为白质则为脊髓白质炎。若脊髓整个断面受累,称为横贯性脊髓炎;若病变多发,在脊髓长轴内充分伸展,则称播散性脊髓炎。根据病变的发展速度又可分为急性、亚急性和慢性脊髓炎。急性脊髓炎的症状在数天之内达极期;亚急性常在 2～6 周;而慢性则在 6 周以上。

本节主要讨论非感染性脊髓炎,它主要包括感染后和疫苗接种后脊髓炎、脱髓鞘性脊髓炎(急性多发性硬化)、亚急性坏死性脊髓炎和副肿瘤性脊髓炎等。本病的病因尚不清楚,多数患者在出现脊髓症状前 1～4 周有上呼吸道感染、发热、腹泻等病毒感染症状,但脑脊液未检出抗体,脊髓和脑脊液中未分离出病毒,可能与病毒感染后变态反应有关,并非直接感染所致,故称非感染性炎症型脊髓炎。

二、病理

本病可累及脊髓的任何节段。以胸髓($T_3～T_5$)最常见,其次为颈髓和腰髓。病损可为局灶性、横贯性等。肉眼可见受损节段脊髓肿胀、质地变软、软脊膜充血或有炎性渗出物,切面可见脊髓软化、边缘不整、灰白质界限不清。镜下显示髓内和软脊膜的血管扩张、充血,血管周围炎性细胞浸润,以淋巴细胞和浆细胞为主;灰质内神经细胞肿胀、碎裂和消失,尼氏体溶解;白质髓鞘脱失和轴突变性。病灶中可见胶质细胞增生。

三、临床表现

（一）感染后和疫苗接种后脊髓炎

急性起病，常在数小时至 2～3d 内发展至完全性截瘫。可发病于任何年龄，青壮年较常见，无性别差异，散在发病。病前数日或 1～2 周常有发热、全身不适或上呼吸道感染症状，可有过劳、外伤及受凉等诱因。首发症状多为双下肢麻木无力、病变节段束带感或根痛，进而发展为脊髓完全性横贯性损害（胸髓最常受累），病变水平以下运动、感觉和自主神经功能障碍。

1.运动障碍　病变早期常见脊髓休克，表现截瘫、肢体肌张力低和腱反射消失，无病理征。休克期多为 2～4 周，脊髓损伤严重或有合并症，则休克期更长。休克期过后肌张力逐渐增高，腱反射亢进，出现病理征，肢体肌力由远端逐渐恢复。

2.感觉障碍　病变节段以下所有感觉缺失，在感觉消失水平上缘可有感觉过敏区或束带样感觉异常，病变节段可有根痛或束带感。随病情恢复感觉平面可逐步下降，但较运动功能恢复慢。

3.自主神经功能障碍　早期可有尿便潴留，但尿潴留时无膀胱充盈感，呈无张力性神经源性膀胱，膀胱充盈过度出现充盈性尿失禁；随着脊髓功能恢复，膀胱容量缩小，尿液充盈到 300～400mL 时自主排尿，称为反射性神经源性膀胱。还可有受损平面以下无汗或少汗、皮肤脱屑和水肿、指甲松脆和角化过度等。

如脊髓病损由较低节段向上发展。瘫痪和感觉障碍由下肢迅速波及上肢或延髓支配肌群，出现呼吸肌瘫痪、吞咽困难、构音障碍，则为急性上升性脊髓炎。其特点是起病急骤，病变迅速进展，病情危重，甚至导致死亡。

（二）脱髓鞘性脊髓炎

多为急性多发性硬化，其临床表现与感染后脊髓炎相似，但临床表现倾向于慢性，病情常超过 1～3 周，甚至更长。可无明显前驱感染。临床常表现为从骶部向身体的一侧或双侧扩散的麻木，同时伴下肢无力或瘫痪，之后出现尿便障碍。感觉障碍水平不明显或有 2 个平面。

四、辅助检查

（一）腰穿

CSF 压力正常，外观无色透明，细胞数、蛋白含量正常或轻度增高，淋巴细胞为主，糖、氯化物正常。压颈试验通畅，少数病例可有不完全梗阻。

（二）电生理检查

（1）视觉诱发电位（VEP）正常，可与视神经脊髓炎及 MS 鉴别。

（2）下肢体感诱发电位（SEP）波幅可明显减低；运动诱发电位（MEP）异常，可作为判断疗效和预后的指标。

（3）肌电图呈失神经改变。

（三）影像学检查

（1）脊柱 X 线平片正常。

（2）MRI 显示病变部脊髓增粗，病变节段髓内多发片状或斑点状病灶，呈 T_1 低信号、T_2 高信号，强度不均，可有融合。有的病例可无异常。

五、诊断及鉴别诊断

（一）诊断

根据急性起病，迅速进展为脊髓横贯性或播散性损害，常累及胸髓。病变水平以下运动、感觉和自主神经功能障碍。结合脑脊液和 MRI 检查可以确诊。

（二）鉴别诊断

需与急性硬脊膜外脓肿、脊柱结核或转移性肿瘤相鉴别，具体见表 4-1。

表 4-1　急性脊髓炎与急性硬脊膜外脓肿、脊柱结核或转移性肿瘤相鉴别表

	急性脊髓炎	急性硬膜外脓肿	脊柱结核或肿瘤
前驱症状	有上呼吸道感染或疫苗接种史	有其他部位的化脓感染	脊柱结核常有低热、乏力等症状，肿瘤常无前驱症状
全身症状	轻	重	轻或无
起病形式	急，数小时至数天	急，24h～1周	较缓，数周至数月
背痛	无或较轻	剧烈，可扩展至邻近节段	持续隐痛，不扩散
脊柱压痛	无或轻	明显	较明显
感觉缺失	传导束型感觉障碍，感觉平面清楚	传导束型感觉障碍，感觉平面不清楚	传导束型感觉障碍，从远端开始减退，常不对称
括约肌功能障碍	早期出现	较早	出现晚
CSF	正常或轻度细胞增高	细胞、蛋白增高	细胞正常、蛋白增高

续表

	急性脊髓炎	急性硬膜外脓肿	脊柱结核或肿瘤
X线片	正常	可无明显异常	脊柱结核可见椎体破坏、椎间隙变窄，椎旁寒性脓肿；肿瘤可见椎体破坏
脊髓造影	可正常	可见椎管阻塞，髓外硬膜外压迫	可见椎管阻塞，髓外压迫

1.视神经脊髓炎　如患者首先出现脊髓病损，则很难预测是否为视神经脊髓炎。能常规进行视觉诱发电位、MRI 检查则有利于鉴别。

2.脊髓出血　多由脊髓外伤或血管畸形引起。起病急骤，迅速出现剧烈背痛、截瘫和括约肌功能障碍。腰穿 CSF 为血性，脊髓 CT 可见出血部位高密度影，脊髓 DSA 可发现脊髓血管畸形。

六、治疗

本病无特效治疗，主要采取减轻脊髓损害、防治并发症及促进功能恢复等治疗。

（一）药物治疗

1.肾上腺皮质激素　目的是减轻可能致病的免疫反应，减轻脊髓损害。急性期可应用大剂量甲泼尼龙短程疗法，500～1000mg 静脉滴注，1 次/天，连用 3～5 天，控制病情发展；或用地塞米松 10～20mg 静脉滴注，1 次/天，10～20 天为一疗程；用上述两药后可改用泼尼松口服，40～60mg/d，维持 4～6 周后或随病情好转逐渐减量停药。

2.免疫球蛋白　急性上升性脊髓炎或横贯性脊髓炎急性期应立即使用，成人用量 0.4g/(kg・d)，静脉滴注，连用 3～5 天为一疗程。

3.抗生素　防治泌尿道或呼吸道感染。

4.其他　如 B 族维生素、神经细胞保护剂、扩血管药物的应用可有助于神经功能恢复。

（二）对症治疗

急性上升性脊髓炎和高颈段脊髓炎可发生呼吸肌麻痹，轻度呼吸困难可用化痰药和超声雾化吸入，重症呼吸困难者应及时注意保持呼吸道通畅，必要时气管切开，用呼吸机辅助呼吸。

（三）加强护理，注意预防或减少并发症

（1）勤翻身、叩背，防止坠积性肺炎；瘫痪肢体应保持功能位，防止肢体痉挛和关节挛缩。

（2）在骶尾部、足跟及骨隆起处放置气圈，保持皮肤干燥清洁，经常按摩皮肤，活动瘫痪肢体，防止压疮发生；皮肤发红可用酒精或温水轻揉，涂以 3.5% 安息香酊；已发生压疮者应局部换药并加强全身营养，促进愈合；忌用热水袋以防烫伤。

（3）排尿障碍应留置尿管，定期膀胱冲洗，注意预防尿路感染。

（4）高位脊髓炎吞咽困难应鼻饲饮食。

（四）患者的早期康复训练

对肢体功能恢复及生活质量的提高有十分重要的意义。可采取肢体被动活动和按摩，改善肢体血液循环，促进肌力的恢复，并鼓励患者尽早主动活动。对于遗留痉挛性瘫痪的可口服巴氯芬，也可采取适当的康复性手术治疗。

七、预后

本病的预后与病情严重程度有关。无合并症者通常 3～6 个月可基本恢复，生活自理。合并泌尿系感染、压疮、肺炎常影响恢复，导致恢复时间延长，遗留后遗症。完全性截瘫 6 个月后肌电图仍为失神经改变，MRI 显示髓内广泛信号改变，病变范围多于 10 个脊髓节段者预后不良。急性上升性脊髓炎和高颈段脊髓炎预后差，可死于呼吸循环衰竭。约 10% 的患者可演变为多发性硬化或视神经脊髓炎。

第二节　脊髓压迫症

一、病因

1.脊柱病变　最常见的为外伤（骨折、脱位）、结核病变，其次为肿瘤（以转移瘤多见）、椎间盘脱出、椎管狭窄等。

2.脊膜病变　如硬脊膜外脓肿、脊髓血管畸形、脊髓蛛网膜炎、脊膜瘤等。

3.脊髓及神经根病变　常见的肿瘤如神经纤维瘤、脊膜瘤等。

4.脊髓内病变　如肿瘤、结核瘤、出血等。

5.其他　继发于全身疾病而引起脊髓压迫，如白血病、淋巴瘤等。

二、病理生理改变

病灶直接压迫或破坏脊髓和脊神经根,或将脊髓推移。回流静脉受压可使受压平面以下的血液回流受阻,引起局部脊髓水肿。动脉受压可使分布区脊髓缺血、水肿、神经细胞及白质变性和软化。病变压迫脊髓后可梗阻脊髓蛛网膜下腔,使梗阻平面以下的脑脊液循环障碍,并可引起脑脊液成分的异常。慢性压迫常先损害锥体束,其次为脊髓丘脑束和后束。急性压迫常不能充分代偿,慢性压迫能充分代偿。

三、临床表现

1.急性脊髓压迫症　病情进展迅速,表现为脊髓横贯性损害,多伴脊髓休克。

2.慢性脊髓压迫症　病情进行性发展,可分为3期:①刺激期:表现为神经根、脊膜刺激症状;②脊髓部分受压期,出现脊髓半横贯损害表现;③脊髓完全横贯损害。

(1)脊神经根受压症状:病变压迫或刺激后根产生分布区烧灼样、刀割样、撕裂样疼痛,于咳嗽、打喷嚏、负重时加重,根性疼痛有重要定位价值,多见于硬脊膜炎、髓外肿瘤尤其是神经纤维瘤;如前根受压表现为相应节段肌束颤动、肌肉萎缩。

(2)脊髓受压症状:①运动障碍。前角受压时可出现节段性下运动神经元性瘫痪症状,当锥体束受压时,引起受压平面以下肢体的痉挛性瘫痪,先从一侧开始,后再波及另一侧。②感觉障碍。表现为损害平面以下同侧躯体的深感觉障碍和对侧的浅感觉障碍;病灶发展至脊髓横贯性损害时则损害平面以下的深浅感觉均有障碍。髓外压迫病变,痛温觉障碍常从下肢远端开始,发展至受压节段;髓内压迫病变,痛温觉障碍多从受压平面向下延伸。感觉障碍的平面对病灶定位有较大参考价值。③反射异常。经过病变节段的正常生理反射减弱或消失,有助于定位诊断。锥体束受损引起病灶部位以下同侧腱反射亢进,腹壁反射和提睾反射迟钝或消失,病理征阳性。④自主神经功能障碍。病变水平以下皮肤干燥、少汗。腰骶髓以上的慢性压迫病变,早期排尿急迫不易控制,以后过渡至大小便失禁。腰骶髓病变则表现为尿便潴留。

(3)脊膜刺激症状:表现为脊柱局部压痛、叩击痛、活动受限。

四、辅助检查

1.脑脊液检查　常见蛋白含量增高而细胞数正常,梗阻部位越低,蛋白含量增高越明显。炎症病变可有不同程度的细胞增多。肿瘤有出血坏死者红细胞和白细胞可有增加。压颈试验提示椎管不全或完全梗阻。腰穿后常可加重神经症状。疑为高颈髓段病变者腰穿时应格外小心，以免症状加重，引起呼吸肌麻痹。疑为硬脊膜外脓肿者，切忌在脊柱压痛及附近腰穿，以免引起化脓性脑脊髓膜炎。

2.脊柱 X 线片　显示脊柱脱位、结核、骨质增生等本身病变及占位病变引起的椎管骨质破坏。

3.脊髓造影　碘油造影可分段显示椎管内情况。髓外硬膜下占位显示蛛网膜下腔充盈缺损。造影剂阻塞端出现杯口征或帽样征。脊髓被占位病变压迫、推移，髓外硬膜外占位显示脊髓旁蛛网膜下腔随硬膜外占位病变推移而受压变形，造影剂阻塞端出现尖角征。髓内占位病变，脊髓明显增宽粗大，蛛网膜下腔明显变狭或完全阻塞。

4.脊髓动脉造影　对脊髓血管畸形的诊断有特殊价值。

5.脊椎 CT、MRI　可清晰显示脊髓受压的影像，有助于诊断椎管狭窄和椎间盘脱出等，脊髓磁共振成像还可显示脊髓本身病变。

五、诊断

(1)发病多缓慢，少数呈肢体瘫痪急性发病。

(2)可有或无神经根性痛，病变部位以下可出现脊髓不全或完全性半横贯或横贯性损害的症状与体征。髓内肿瘤较早出现大小便障碍。

(3)腰椎穿刺检查多有蛛网膜下腔部分或完全梗阻现象。脑脊液检查常有蛋白含量增高而白细胞计数多属正常。

(4)X 线平片示病变区有时可见椎弓根间距增宽、椎间孔扩大或有椎骨骨质破坏。

(5)MRI 可精确显示肿瘤形态及其与脊髓的位置关系。

(6)经病理检查可确诊。

六、治疗

1.病因治疗　包括手术、药物治疗。急性脊髓压迫应争取在发病 6h 内手术减压。硬脊膜外脓肿应紧急手术并给予足量抗生素。脊柱结核可手术同时予抗结核治疗。

2.对症治疗　防压疮、尿路感染、肺部感染，瘫痪肢体行康复锻炼等。

七、预后

与病因、受压时间长短、功能障碍的程度有关。慢性脊髓压迫较急性压迫预后好。

第三节 脊髓肿瘤

脊髓肿瘤又称为椎管内肿瘤,是指生长于脊髓及其相连接的组织如神经根、硬脊膜、脂肪、血管等的原发性或继发性肿瘤。脊髓肿瘤依其与脊髓的关系分为脊髓内肿瘤与脊髓外肿瘤,脊髓外肿瘤依其与硬脊膜的关系分为髓外硬膜内肿瘤与硬膜外肿瘤,故临床上常将脊髓肿瘤分为 3 大类:髓内肿瘤、髓外硬膜内肿瘤与硬膜外肿瘤。某些脊髓肿瘤可破坏骨性椎管或经扩大的椎间孔突出至椎管外,形成骑跨于椎间孔内外的哑铃形神经鞘瘤。

国内的报道男性患者明显多于女性,但国外一般认为脊髓肿瘤的发病率并没有显著的性别差异。一般估计发病率为(9～25)/10 万,脊髓肿瘤可发生于任何年龄,但以 20～50 岁的中青年最为常见。

一、临床表现

脊髓肿瘤引起脊髓、脊神经根及其供应血管的压迫,而造成脊髓功能障碍,故又称为脊髓压迫症。脊髓肿瘤具有明显的进展性特点,Oppenheim 将脊髓肿瘤分为三期,这一观点沿用至今。第一阶段为刺激期,主要表现为根痛及阶段性感觉、运动障碍,属于脊髓早期压迫。表现为神经根及感觉运动传导束的刺激症状。第二个阶段为半侧脊髓横断综合征或不完全的脊髓横断综合征。此为中期,脊髓功能障碍尚不完全,感觉平面尚不恒定,截瘫尚不完全。第三个阶段为完全性脊髓横断期。肿瘤阶段水平以下完全性感觉运动及自主神经功能障碍。

1.神经根症状 后根受刺激产生该神经根分布区的自发性疼痛。表现为刀割样、电击样痛或钝痛,用力时可诱发疼痛加剧。检查可见局部皮肤感觉过敏或减退,疼痛剧烈且持续时间较长时甚至误诊为急腹症,多见于髓外肿瘤。

2.感觉障碍 上行性传导束受损引起病变节段以下的感觉障碍。脊髓丘脑束受损时出现对侧 2～3 个节段以下的痛温觉障碍。后索受损时出现同侧的位置觉、关节运动觉、振动觉等深感觉及触觉障碍,患者常诉走路时有踩棉花感。感觉缺失平面是判断脊髓损害水平的重要依据。由于脊髓丘脑束内纤维由颈至腰骶的自内向外的排列顺序决定感觉障碍的进展方式有两种:髓外肿瘤感觉障碍自下肢远端开始逐渐上升到病变节段,又称为上行性麻痹。髓内肿瘤感觉障碍自病变节段向肢体远端发展,又可称为下行性麻痹。

3.运动障碍　脊髓前角和前根受损造成肿瘤病变节段支配区的肌肉弛缓性瘫痪,伴有肌肉萎缩和肌束震颤。锥体束受损造成病变阶段以下肢体的痉挛性瘫痪。慢性脊髓压迫综合征的初期双下肢呈伸直性痉挛性截瘫,晚期则多呈屈曲性痉挛性瘫痪。恶性肿瘤造成的急性脊髓受压综合征的初期常有脊髓休克的表现而呈弛缓性瘫痪,2～4周后逐渐变为痉挛性瘫痪,称为 Bastian 法则。

4.反射障碍　某一脊髓阶段受压时,该节段的反射弧中断,相应的反射减弱或消失。锥体束受压造成受压水平以下浅反射减弱或消失、腱反射亢进,并可引出病理反射。完全性横断性脊髓损害时,刺激病变以下部位时可引起下肢屈曲性防御性反射。

5.自主神经功能障碍　骶节脊髓以上的损害所造成的直肠膀胱括约肌功能障碍主要表现为小便潴留与大便干燥及排便困难。骶节以下的损害引起膀胱直肠括约肌松弛,造成大小便失禁,晚期可形成自律性膀胱。瘫痪肢体可因血管运动和泌汗功能障碍而呈皮肤干燥、脱屑、少汗或无汗,甚至于引起体温调节障碍。

二、诊断与鉴别诊断

(一)诊断

1.纵定位诊断

(1)高颈髓(C_1～C_4)肿瘤:枕部常有根痛,头颈活动受限,严重者四肢呈痉挛性瘫痪。以及肋间肌、膈肌瘫痪,表现为呼吸困难。可伴有脑神经损害,特别是枕骨大孔区脊颅型肿瘤时,可出现声音嘶哑、吞咽困难、耸肩无力等第Ⅸ、第Ⅹ、第Ⅺ对脑神经受损的症状。当三叉神经脊髓束受压迫时,则有头面部痛觉减退,角膜反射减弱。偶见多发性神经纤维瘤病,脊髓肿瘤同时伴有听神经瘤而出现听力障碍者。如肿瘤压迫内侧纵束(协调眼球运动)或影响小脑,或血液循环障碍导致水肿等,可出现水平眼震。此亦多见于脊颅型肿瘤。

(2)颈膨大部肿瘤(C_5～T_1):颈膨大附近肿瘤的根痛部位在下颈部、肩、臂、上肢及手。上肢为弛缓性瘫痪(下运动神经元性瘫痪),下肢为痉挛性(上运动神经元性)瘫痪。瘫痪的顺序是:病侧上肢—病侧下肢—对侧下肢—对侧上肢。其中少数可出现 Horner(霍纳)征。表现为病变侧瞳孔变小、颜面充血,上睑下垂、眼裂变小,无汗等,为颈交感神经麻痹之故。

(3)上胸段脊髓肿瘤（$T_{1\sim4}$）：根痛表现在肋间神经痛和束带感，上肢活动正常，双下肢呈痉挛性（上运动神经元性）瘫痪。

(4)中胸段脊髓肿瘤（$T_{5\sim8}$）：根痛表现在下胸和腹上区疼痛和束带感，胸6以下受损时腹壁反射和提睾反射消失，下肢呈中枢性瘫痪。

(5)下胸段脊髓肿瘤（$T_{9\sim12}$）：根痛表现在耻区和束带感，常易误诊为腹部疾患。T_{10}以下受压时上腹壁反射存在，而中、下腹壁反射消失；T_{12}以下受压时腹壁反射全部存在。下肢为中枢性瘫痪。

(6)腰膨大部脊髓肿瘤（$L_1\sim S_2$）：双下肢有放射性疼痛，呈大腿前、后部和会阴部疼痛，可表现为根性坐骨神经痛，咳嗽、用力、弯腰常使疼痛加重。下肢呈弛缓性瘫痪。位置稍高者则膝以下可为痉挛性瘫痪。

(7)圆锥部脊髓肿瘤（$S_3\sim C_1$）：根痛在鞍区，主要以括约肌功能障碍为主要表现，而四肢一般不受影响，腰骶部肿瘤有时可出现视乳头水肿，可能与腰骶部肿瘤脑脊液蛋白含量多有关，肿瘤切除后，视乳头水肿消失。

(8)马尾部肿瘤：会阴部和下肢多有根痛，排尿功能障碍出现较早，下肢多呈不完全性弛缓性瘫痪，在鞍区（会阴部）和臀部可有感觉障碍，跟腱、膝腱反射减弱或消失。

2.横定位诊断

(1)髓内肿瘤：根痛少见，常首先出现节段性感觉障碍，可有感觉分离并呈下行性麻痹。膀胱直肠功能障碍出现较早且症状明显，锥体束损害常为双侧对称性，先出现病变节段的下运动神经元瘫痪，上运动神经元瘫痪出现较晚。

(2)髓外硬膜内肿瘤：根痛多见且出现较早，损害从一侧开始，常呈脊髓半切综合征，感觉障碍呈上行性麻痹，至晚期才固定在病变水平，上运动神经元瘫痪出现较早，蛛网膜下隙梗阻出现较早，脑脊液蛋白含量明显增高。

(3)硬脊膜外肿瘤：早期根痛常较剧烈并伴有棘突叩痛等脊膜刺激症状，双侧症状常较对称。因多为转移瘤等恶性肿瘤，病程常较短，截瘫出现早，X线脊柱平片常有骨质破坏。

（二）鉴别诊断

1.脊柱肥大性骨关节炎　一般中年以上发病，以根痛症状为主，严重者出现椎管部分或完全梗阻。压迫脊髓出现脊髓受损的症状与体征，临床与脊髓肿瘤极为相似。脊柱平片可见骨赘、椎管前后径变小。CT、MRI检查可见椎管狭窄，后纵韧带增厚、钙化而无脊髓肿瘤可资鉴别。

2.椎间盘突出症　椎间盘突出多有外伤史，常急性发病。颈段椎间盘突出易与颈部脊髓肿瘤混淆,腰椎间盘突出易与马尾肿瘤混淆。本病脑脊液检查正常或蛋白量稍增加。脊柱平片常见椎间隙狭窄,正常脊柱曲度消失,呈强直状。如做CT、MRI可明确诊断。

3.脊柱结核　脊柱痛时间较长,一般有棘突叩击痛。脊柱平片可见椎体破坏,椎间隙狭窄,椎体呈楔形压缩,脊柱后凸畸形等,患者一般有结核中毒症状或原发性结核病灶。

4.脊髓蛛网膜炎　病变往往侵及数个神经根和脊髓阶段,感觉障碍不明显且常有变动,感觉障碍平面两侧参差不齐,病程长,可有缓解期。脑脊液动力学检查可有部分或完全梗阻。脑脊液蛋白含量高,白细胞可增多。脊髓造影可见碘油流动缓慢,呈不规则串珠样、泪滴状或小条索状缺损,分布不均,脊髓腔有不规则的狭窄。

5.脊髓型多发性硬化症　起病急,中枢神经内常有两个以上病灶损害的客观体征,病程中可有缓解与复发交替出现。复发后常有新的症状出现,常伴有或先后出现大脑等高级神经中枢受损的表现,或出现视神经损害而导致视力障碍。临床上常有主观感觉异常,如麻木、蚁行感或疼痛等,而客观感觉障碍的证据极少有。X线平片、CT、MRI无脊柱和脊髓肿瘤的表现可予鉴别。

6.胸廓出口综合征　当脊髓内肿瘤表现为单侧上肢疼痛、感觉异常、肌力减弱和肌肉萎缩(以尺侧明显)时,可误为本病,这是因为神经型胸廓出口综合征以臂丛神经下干(C_8T_1)受压引起者为常见,此时也表现为上肢和手部尺侧的麻痛、感觉异常、握力减弱、精细动作困难和手部内在肌肉萎缩。两者的鉴别在于:胸廓出口综合征时,感觉、运动障碍通常仅限于一侧上肢,颅脑交界位和脊柱 X 线平片以及颈髓 MRI 检查除可发现颈肋外,无其他异常,而 Adson 征阳性,即当头后伸、下颌转向外患侧(使前斜角肌紧张,自前内向后加压血管神经束)或转向对侧(使中、后斜角肌紧张,自后外向前内加压)时,引起症状加重和桡动脉搏动减弱或消失;在髓内肿瘤时,随着病情的进展,感觉运动障碍总会累及两侧,并可见于下肢,而 Adson征阴性,MRI 上可显示肿瘤影。

7.脊髓血管病变　①脊前动脉血栓形成。临床出现脊前动脉综合征,主要表现为急性起病、突发的剧烈的疼痛为其早发症状。疼痛部位在其受损平面上缘相应的水平。颈部脊前动脉闭塞疼痛常发生在颈肩部。瘫痪之后疼痛仍持续数日不等,瘫痪多在数小时达高峰,感觉障碍并出现感觉分离现象为其特征。②硬脊膜外或硬脊膜下血肿。主要表现为背痛或脊髓急性受压的表现。患者迅速出现双下肢瘫痪并迅速加重和扩大范围。③脊髓内出血。起病急,剧烈的背痛,数分钟或数小时后停止,继见瘫痪或感觉丧失,大小便失禁,体温增高。上颈段者出现呼吸困难,甚至呼吸衰竭而在数小时或数天内死亡。脊髓造影可见出血部位脊髓呈现梭状肿大。④脊髓血管畸形。又名脊髓血管瘤。脊髓性间歇性跛行是其具有特征性的表现。多数患者有感觉障碍,常在出血后才表现为脊髓损害。脊髓造影可见蚯蚓样迂曲扩张的畸形血管造影,选择性脊髓血管造影可进一步鉴别。

三、实验室及特殊检查

1.脑脊液检查　　常呈现蛋白含量增高而细胞数目不高的蛋白—细胞分离现象。肿瘤平面越低蛋白含量增高越明显,并可呈现脑脊液的黄变现象。动力学试验常表现为部分或完全性梗阻,椎管内梗阻时腰穿压力常偏低,甚至需要回抽才能获取脑脊液。

2.脊柱平片　　脊髓肿瘤约有 50% 以上可在平片中见到骨质破坏。常见的有椎弓根向内陷入,变薄、骨质萎缩、疏松、轮廓模糊不清,甚至破坏消失,椎弓根间距离增宽,椎体后缘有弧形压迹等椎管扩大的表现。椎间隙一般正常。少数脊膜瘤、畸胎瘤、血管网织细胞瘤在椎管内可见钙化点。

3.脊髓造影　　当怀疑脊髓肿瘤时应做脊髓造影检查,但造影有时可使症状加重,除少数特殊情况外,已很少做此项检查。可采用腰穿注药的上行性造影以确定肿瘤的下界,也可采用小脑延髓池穿刺注药的下行性造影以确定肿瘤的上界。如肿瘤较大或梗阻平面与临床定位水平不相符时应进行上行和下行造影。髓内肿瘤病变节段脊髓呈梭形膨胀,蛛网膜下隙变窄致使造影剂在病变处变细,沿两侧上行呈拥抱状或呈一大而深的杯口状表现。硬膜下脊髓外肿瘤由于肿瘤常位于一侧,上升性脊髓造影时可见造影剂被阻处呈完全性或不完全性的弧形凹面样阻塞,与肿瘤下界相适应,形成"杯口状"缺损。阻塞面的形态与肿瘤的形态完全相符,其旁可见一条状透明带,脊髓被推向另一侧。硬膜外肿瘤由于肿瘤未直接长于蛛网膜下隙,造影时接近梗阻部位造影剂柱变窄,梗阻呈不规则梳齿状改变。

4.CT　　CT 平扫只能见椎管骨质的变化如椎管扩大、骨质破坏及椎间孔扩大等,而脊髓及肿瘤等软组织影像不能清晰显示。CTM 可见椎管膨胀、扩大,椎体后缘受压,椎管内软组织填充,脊髓被推向一侧等征象。

5.MRI　　能显示肿瘤的大小、位置、数目,并可将肿瘤与脊髓的关系显示清楚。对脊髓及椎管内肿瘤的诊断最为有利,可提供各层面和整体清楚的图像。

四、常见的脊髓肿瘤

1.神经鞘瘤　又称为 Schwann 瘤、神经瘤,起源于鞘膜的 Schwann 细胞,好发于 20～40 岁的中年人,男女性无明显差异。是最为常见的一种良性脊髓肿瘤,常发生在脊神经根,如肿瘤较大,可有 2～3 个神经根黏附或被包绕其内,也可发生于几个脊神经根,占椎管内肿瘤的 23%～43%,好发部位依次为胸、颈、腰段。

2.脊髓脊膜瘤　脊膜瘤大部分为良性。为脊膜常见肿瘤,仅次于神经鞘瘤,约占全部脊髓肿瘤的 25%。脊膜瘤与脑膜瘤之比约为 1:8,发病高峰为 40～60 岁,平均为 56 岁(18～82 岁),80% 发生于女性,亦有报告男女发病无显著差异者。90% 的脊膜瘤发生于髓外硬膜内,约 5% 发生在硬膜内外(哑铃状),5% 发生在硬膜外。一般生长于脊髓的蛛网膜及软脊膜,少数发生于神经根,大部分肿瘤发生在脊髓的背侧方。胸段多见(80%),其次见于颈段(15%),腰骶不常见。

3.脊髓胶质瘤　脊髓胶质瘤是指发源于脊髓胶质细胞的肿瘤。占脊髓肿瘤的 7.4%～22.5%,一般发病年龄为 20～50 岁,男女发现率无明显差异,约占髓内肿瘤的 90%。其根据病理可分为以下几种类型。

(1)室管膜瘤:又称为室管膜胶质瘤、室管膜细胞瘤、室管膜上皮瘤等。约占髓内肿瘤的 60%,约半数位于圆锥终丝处,以 10～20 岁青少年最为多见,50% 在 20 岁以下。男性发病率约相当于女性的 2 倍。

(2)星形细胞瘤:约占髓内肿瘤的 30%,多见于青年女性,80% 发生在 40 岁以下,10～30 岁约占 50%。依其组织学形态可分为纤维星形细胞瘤、源浆型星形细胞瘤、毛状星形细胞瘤、肥大型星形细胞瘤、分化不良性星形细胞瘤(星母细胞瘤)等几种类型。

(3)少枝胶质细胞瘤:发病年龄 10～40 岁,男多于女,约占脊髓肿瘤的 4.7%。恶性少枝胶质细胞瘤又称分化不良性少枝胶质细胞瘤、少枝胶质母细胞瘤。瘤体较大,瘤细胞生长活跃,瘤内常有出血与坏死。

(4)混合型胶质母细胞瘤:又称分化性和分化不良性少突—星形细胞瘤、星形—室管膜瘤、少突—室管膜瘤和少突—室管膜—星形细胞瘤。一般星形细胞与少突胶质细胞的多型性腺瘤最为多见。在组织结构上,混合方式可以是区域性镶嵌排列或瘤细胞弥散性混合。

(5)多型性胶质母细胞瘤。

4.脊髓脂肪瘤　又称血管肌肉脂肪瘤,脊髓脂肪瘤较少见,仅占肿瘤的 0.45%～2.40%。各年龄段均可发生,但以 20～30 岁者多见,男女发病无显著性差异,可发生于任何脊髓节段,以腰骶段多见,常合并先天异常。

脊髓脂肪瘤依据病理可分为脂肪瘤、棕色脂肪瘤与脂肪肉瘤。

5.先天性肿瘤 又称胚胎残余肿瘤,包括表皮样囊肿和皮样囊肿、脊髓神经纤维瘤、脊索瘤、脊髓畸胎瘤等。

6.转移瘤 是指身体其他部位恶性肿瘤经血行转移或邻近组织如脊柱、后腹膜及纵隔肿瘤直接或经椎间孔侵入椎管。发病年龄多大于 50 岁,占脊髓肿瘤的20%～30%,绝大部分位于硬膜外,且多位于胸段。原发灶最多在肺,其他依次为乳腺、前列腺、肾以及来源于肉瘤和淋巴瘤等。一般急性发病,X 线平片可见脊柱骨质破坏,临床常表现为急性脊髓受压的弛缓性瘫痪,括约肌功能障碍严重。

五、治疗

1.手术治疗 脊髓肿瘤首选手术治疗,能手术切除的应尽早手术,手术效果与神经组织受压的时间、范围、程度和肿瘤的性质有关。良性肿瘤在未造成脊髓严重损伤者,术后大都预后良好,多数术后症状有改善。髓内肿瘤除浸润脊髓者因瘤的界线不清,不能做全切除外,大多数脊髓肿瘤可手术切除。恶性肿瘤不能手术者,可行椎板减压,术后症状得不到很好的改善,预后差。髓外硬膜下肿瘤多为良性,预后较好。极少数巨大马尾肿瘤,由于与神经粘连紧密,而不能完全切除。硬膜外肿瘤良性者可完全摘除,如为恶性者则不能完全切除,只能做椎管减压术。近年来随着显微外科技术的日益成熟,手术成功率明显提高。

2.放射治疗 一些肿瘤浸润到髓内,术后可能会带来严重的神经系统功能障碍,或患者全身状况不允许手术,且肿瘤对放射线敏感者,有明确临床证据而无病理诊断者,均可行放射治疗,但应很好地掌握适度剂量和疗程,防止放射性脊髓病的发生。也有主张一旦确诊,就应在 30min 至 2h 内立即给首次放射治疗。

3.激光手术 应用 CO_2 激光刀治疗脊髓内肿瘤,具有操作方便、定位精确、无机械牵拉、对周围组织损伤小和不干扰生理电等优点,加上便于术中进行心电图和诱发电位等监护,使手术更为安全。

4.药物治疗 脊髓肿瘤对脊髓压迫应是一种神经系危象,在放疗过程中,患者均常规应用皮质类固醇,能促使水肿消散,防止水肿发生。皮质类固醇不但有抗水肿效能,而且有溶瘤作用。因此不必顾虑大剂量放疗在有限的间隙中导致水肿的不良反应。一般用泼尼松 60mg 次/天或地塞米松 16mg 次/天,大剂量皮质激素,一般比小剂量疗效高。

5.化学疗法 除对恶性肿瘤摘除手术和放射治疗外,还应采取强有力的化学疗法,抗肿瘤药物应用已得到了足够的重视。目前受重视的亚硝基脲类,该药能和瘤细胞的去氧核糖核酸聚合酶作用,抑制核糖核酸或去氧核糖核酸的合成,对增殖细胞的各期都有作用。但此类药物的主要缺点是对造血系统功能有明显的延迟性抑制作用。注意抗肿瘤药物大多数对骨髓造血功能有抑制作用,故在治疗期间及治疗以后一定时期内,应监视末梢血常规的变化,必要时停止用药。有些药物对肝细胞有破坏作用,用药前后要注意肝功能的变化。

6.药物与放射联合治疗　有些药物,如 5-溴尿嘧啶脱氧核苷、甲氨蝶呤、卡莫司汀、5-氟尿嘧啶等,可以提高对放射治疗的效果,在放射治疗前一定时间用药,持续到放射治疗即将结束,但应注意到两种治疗中的相互作用。

第四节　脊髓血管疾病

一、病因

1.脊髓缺血性血管病　多由节段性动脉闭塞引起,如远端主动脉粥样硬化、斑块脱落、血栓形成。夹层动脉瘤引起的肋间动脉或腰动脉闭塞,胸腔或脊柱手术,颈椎病,椎管内注射药物,选择性脊髓动脉造影并发症也可导致。此外心肌梗死、心脏停搏引起的灌注压降低也是造成脊髓缺血的原因之一。

2.脊髓出血性血管病　病因有外伤、脊髓血管畸形、血液病、肿瘤继发出血等。

3.脊髓血管畸形　最多见为蔓状静脉畸形和动、静脉畸形。多位于胸腰段脊髓的后方,它可压迫脊髓或出血而引起症状。

二、病理变化

1.脊髓梗死　由于脊髓的大部分血液供应是由 2～3 支主要的动脉分支所提供,处于这些主要动脉分支供应"分水岭"区域的脊髓节段,即胸$_2$～胸$_4$ 节段,最易受到缺血的影响。病变早期有脊髓充血、水肿。可以发生脊髓前部或后部的大片梗死。

2.脊髓动静脉畸形　主要是一些粗大、扭曲的静脉,最常见的部位是胸段脊髓的后侧部。有时在脊髓动静脉畸形的部位上有表皮的血管瘤,动静脉畸形可能小而比较局限,也有大到累及 1/2 脊髓的畸形,可起到占位性病变的效应,对脊髓组织产生压迫或甚至取而代之;也可能发生破裂,引起局灶性或全面出血。

三、临床表现

1.脊髓缺血性病变　最常见者表现为脊髓前动脉综合征和脊髓后动脉综合征。脊髓短暂缺血发作（TIA）表现为突然截瘫，持续数十分钟或数小时而完全恢复。若脊髓数个节段完全梗死时，则出现根痛、下肢瘫痪、所有感觉丧失和大小便障碍。

（1）脊髓前动脉闭塞引起突然起病的神经根性疼痛，并在数小时至数日内发展至顶峰，出现病变以下的肢体瘫痪；表现为分离性感觉障碍，病损以下痛温觉缺失而位置震动觉存在。以胸段较为常见。不全性脊前动脉闭塞可出现感觉异常，仅有轻度瘫痪和膀胱直肠功能异常。神经障碍在最初数天内最显著，随着时间的推移可能有部分的缓解。

（2）脊髓后动脉闭塞常因侧支循环良好而出现轻微的神经症状。临床表现为神经根痛、病变以下感觉缺失、共济失调和腱反射消失等，但很少出现膀胱直肠功能障碍。

2.脊髓出血性病变

（1）脊髓蛛网膜下腔出血：发病突然，腰背下肢疼痛，Kernig 阳性、脑脊液血性。血液进入脑蛛网膜下腔可引起头痛、颈项强直。

（2）脊髓内出血：发病突然，剧烈背痛，沿神经根放射，然后出现部分或完全性横贯性脊髓损害的体征。由于出血常位于脊髓的中央，腰骶节段皮肤分布区的感觉仍可保留。若脊髓内出血大量而破入蛛网膜下腔时，可有脑膜刺激征和脑脊液血性。

3.脊髓血管畸形　又名脊髓血管瘤，系先天性脊髓血管在发育上的异常或畸形。发病年龄以青年和中年人多见。如脊髓血管畸形无增长或出血，往往无临床症状。脊髓血管畸形出血是其致病的主要原因，在出血后往往出现以下症状：头颈或腰骶部疼痛，间或剧痛，呈刺痛或灼痛样，部位与病变节段吻合；肢体麻木，蚁行感即有蚂蚁在身体表面爬行的感觉；肢体无力，逐渐加重，一侧或双侧肢体的完全或不完全瘫痪；大小便失禁；自发性蛛网膜下腔出血时可出现突然头痛、截瘫、颈项强直，截瘫具有缓解期是其特征性表现。

四、辅助检查

脊髓增强 CT、MRI 和脊髓动脉数字减影造影（DSA）为本病明确诊断的必要证据。

五、诊断与鉴别诊断

根据典型临床表现,结合脊髓增强 CT、MRI、DSA 及脑脊液检查诊断不难。

脊髓血管畸形者常因反复发作病史需与椎间盘突出、多发性硬化和脊蛛网膜炎等相鉴别。脊髓 TIA 者借助每次发作部位固定、症状类似等特点与多发性硬化相鉴别。自身免疫性急性横贯性脊髓炎、脊髓肿瘤或其他占位性病变引起的压迫症以及脊髓脱髓鞘性疾病都能产生与脊髓梗死相似的征象,必须通过 MRI、脊腔造影术(如无 MRI 设备)或脑脊液检查予以排除。

六、治疗

1.脊髓缺血性病变　与脑缺血性病变治疗相同。

2.脊髓出血性病变　与脑出血相类似。早期主要是对症治疗,保持呼吸道通畅,防止并发症,同时注意病因学检查,以确定进一步的诊治方案。

3.脊髓血管畸形　应视畸形大小和分布范围选择导管介入治疗或手术切除治疗。

4.后遗截瘫者　按脊髓炎恢复期办法进行康复治疗和护理。

七、预后

如能得到早期诊断和治疗,大多数患者可获得较好的疗效。

第五章 椎体外系疾病

第一节 帕金森病

帕金森病(PD)是一种常见的神经系统变性疾病,1817年英国医生 James Parkinson 首先对其进行了详细的描述。临床上主要以静止性震颤、运动迟缓、肌强直和姿势步态障碍为主要特征,同时可伴有抑郁、便秘和睡眠障碍等非运动症状。

一、流行病学

帕金森病是仅次于阿尔茨海默病的最常见的神经系统变性疾病,平均发病年龄为60岁左右。全球大约有500万PD患者,我国大约有170万。帕金森病的人群患病率约为0.3%。随着年龄增长帕金森病的患病率不断增加,60～64岁的患病率为0.6%,85～89岁患病率则升至3.5%。我国65岁以上人群PD的患病率大约是1.7%,接近西方国家的水平。PD的发病率分布在4.5～21/10万。美国PD的发病率在20/10万,日本报道的发病率为10.2/10万。男女患病率差异不大。

二、病因及发病机制

帕金森病的确切病因至今未明。遗传因素、环境因素、年龄老化、氧化应激等均可能参与PD多巴胺能神经元的变性死亡过程。其中,年龄老化是目前唯一公认的PD发病的危险因素。

1.年龄老化 PD的发病率和患病率均随年龄的增长而增加。PD多在60岁以上发病,这提示衰老与发病有关。资料表明随年龄增长,正常成年人脑内黑质多巴胺能神经元会渐进性减少。但65岁以上老年人中PD的患病率并不高,因此,年龄老化只是PD发病的危险因素之一。

2.遗传因素 遗传因素在PD发病机制中的作用越来越受到学者们的重视。自20世纪90年代后期第一个帕金森病致病基因 α-突触核蛋白(α-PARK1)的发现以来,目前至少有6个致病基因与家族性帕金森病相关。但帕金森病中仅5%～

10％有家族史，大部分还是散发病例。遗传因素也只是 PD 发病的因素之一。

3.环境因素　20 世纪 80 年代美国学者 Langston 等发现一些吸毒者会快速出现典型的帕金森病样症状，且对左旋多巴制剂有效。研究发现，吸毒者吸食的合成海洛因中含有一种 1-甲基-4 苯基-1，2，3，6-四氢吡啶（MPTP）的嗜神经毒性物质。该物质在脑内转化为高毒性的 1-甲基-4 苯基-吡啶离子 MPP^+，并选择性进入黑质多巴胺能神经元内，抑制线粒体呼吸链复合物 I 活性，促发氧化应激反应，从而导致多巴胺能神经元的变性死亡。由此学者们提出，线粒体功能障碍可能是 PD 的致病因素之一。在后续的研究中人们也证实了原发性 PD 患者线粒体呼吸链复合物 I 活性在黑质内有选择性的下降。一些除草剂、杀虫剂的化学结构与 MPTP 相似。随着 MPTP 的发现，人们意识到环境中一些类似 MPTP 的化学物质有可能是 PD 的致病因素之一。但是在众多暴露于 MPTP 的吸毒者中仅少数发病，提示 PD 可能是多种因素共同作用下的结果。

4.其他　除了年龄老化、遗传因素外，脑外伤、吸烟、饮咖啡等因素也可能增加或降低罹患 PD 的危险性。吸烟与 PD 的发生呈负相关，这在多项研究中均得到了一致的结论。咖啡因也具有类似的保护作用。严重的脑外伤则可能增加患 PD 的风险。

总之，帕金森病可能是多个基因和环境因素相互作用的结果。

三、病理生理

帕金森病突出的病理改变是中脑黑质多巴胺（DA）能神经元的变性死亡、纹状体 DA 含量显著性减少以及黑质残存神经元胞质内出现嗜酸性包涵体，即路易小体。出现临床症状时黑质多巴胺能神经元死亡至少在 50％以上，纹状体 DA 含量减少在 80％以上。除多巴胺能系统外，帕金森病患者的非多巴胺能系统也有明显的受损。如 Meynert 基底核的胆碱能神经元，蓝斑的去甲肾上腺素能神经元，脑干中缝核的 5-羟色胺能神经元，以及大脑皮质、脑干、脊髓以及外周自主神经系统的神经元。纹状体多巴胺含量显著下降与帕金森病运动症状的出现密切相关。中脑-边缘系统和中脑-皮质系统多巴胺浓度的显著降低与帕金森病患者出现智能减退、情感障碍等密切相关。

四、临床表现

帕金森病起病隐袭，进展缓慢。首发症状通常是一侧肢体的震颤或活动笨拙，进而累及对侧肢体。临床上主要表现为静止性震颤、运动迟缓、肌强直和姿势步态障碍。近年来,人们越来越多注意到抑郁、便秘和睡眠障碍等非运动症状也是帕金森病患者常见的主诉,它们对患者生活质量的影响甚至超过运动症状。

1.静止性震颤　约70％的患者以震颤为首发症状,多始于一侧上肢远端,静止时出现或明显,随意运动时减轻或停止,精神紧张时加剧,入睡后消失。手部静止性震颤在行走时加重。典型的表现是频率为4～6Hz的"搓丸样"震颤。部分患者可合并姿势性震颤。

2.肌强直　检查者活动患者的肢体、颈部或躯干时可觉察到有明显的阻力,这种阻力的增加呈现各方向均匀一致的特点,类似弯曲软铅管的感觉,故称为"铅管样强直"。患者合并有肢体震颤时,可在均匀阻力中出现断续停顿,如转动齿轮,故称"齿轮样强直"。在疾病的早期,有时肌强直不易察觉到,此时可让患者主动活动一侧肢体,被动活动的患侧肢体肌张力会增加。

3.运动迟缓　运动迟缓指动作变慢,始动困难,主动运动丧失。患者的运动幅度会减少,尤其是重复运动。根据受累部位的不同运动迟缓可表现在多个方面。面部表情动作减少,瞬目减少,称为面具脸。说话声音单调低沉、吐字欠清。写字可变慢变小,称为"小写征"。洗漱、穿衣和其他精细动作可变得笨拙、不灵活。行走的速度变慢,常曳行,手臂摆动幅度会逐渐减少甚至消失。步距变小。因不能主动吞咽至唾液不能咽下而出现流涎。夜间可出现翻身困难。在疾病的早期,患者常常将运动迟缓误认为是无力,且常因一侧肢体的酸胀无力而误诊为脑血管疾病或颈椎病。因此,当患者缓慢出现一侧肢体无力,且伴有肌张力的增高时应警惕帕金森病的可能。

4.姿势步态障碍　姿势反射消失往往在疾病的中晚期出现,患者不易维持身体的平衡,稍不平整的路面即有可能跌倒。姿势反射可通过后拉试验来检测。检查者站在患者的背后,嘱患者做好准备后牵拉其双肩。正常人能在后退一步之内恢复正常直立。而姿势反射消失的患者往往要后退三步以上或是需人搀扶才能直立。PD患者行走时常常会越走越快,不易正步,称为慌张步态。晚期帕金森病患者可出现冻结现象,表现为行走时突然出现短暂的不能迈步,双足似乎粘在地上,需停顿数秒钟后才能再继续前行或无法再次启动。冻结现象常见于开始行走时(始动困难),转身,接近目标时,或担心不能越过已知的障碍物时,如穿过旋转门。

5.非运动症状　帕金森病不仅存在多巴胺能系统的受损,胆碱能、肾上腺素能、5-羟色胺能系统等也有不同程度的受累。因此患者可出现抑郁、焦虑、睡眠障碍、认知障碍等非运动症状。疲劳感也是帕金森病常见的非运动症状。近年来,帕金森病的非运动症状越来越受到关注。抑郁、便秘、睡眠障碍、嗅觉障碍等非运动症状可在 PD 的运动症状之前出现,也可伴发在疾病的进程中。非运动症状对患者的生活质量影响很大,甚至超过运动症状。

五、实验室检查

常规血、脑脊液检查无异常。原发性帕金森病患者的头颅 CT、MRI 也无特征性改变。嗅觉检查多可发现 PD 患者存在嗅觉减退。以 ^{18}F-多巴作为示踪剂行多巴摄取功能 PET 显像可显示多巴胺递质合成减少。以 ^{125}I-β-CIT、^{99m}Tc-TRODAT-1 作为示踪剂行多巴胺转运体(DAT)功能显像可显示功能显著降低,在疾病早期甚至亚临床期即能显示降低。

可疑甲亢引起的震颤时应检查 T_3、T_4、TSH。对于 40 岁以下以帕金森样症状起病者,应行血清铜蓝蛋白、血清铜和尿铜测定,以除外 Wilson 病。

六、诊断及鉴别诊断

1.诊断　帕金森病的诊断主要依靠病史、临床症状及体征。根据隐袭起病、逐渐不对称性进展的特点,临床表现为静止性震颤和行动迟缓,排除非典型帕金森病样症状即可作出临床诊断。对左旋多巴治疗有效则更加支持诊断。

2.鉴别诊断　帕金森病主要需与其他原因所致的帕金森综合征相鉴别。帕金森综合征是一个大的范畴,包括原发性帕金森病、帕金森叠加综合征、继发性帕金森综合征和遗传变性性帕金森综合征。帕金森叠加综合征包括进行性核上性麻痹(PSP)、多系统萎缩(MSA)、皮质基底节变性(CBD)和路易体痴呆(DLB)等。症状体征不对称、静止性震颤、对左旋多巴治疗敏感多提示原发性帕金森病。

(1)进行性核上性麻痹(PSP):多于 40 岁以后起病,约 70% 的患者以运动不能—僵直为首发症状,且症状多双侧对称,中轴肌张力增高较四肢明显。姿势不稳也是 PSP 的一个突出症状,约 49% 的患者在患病第 1 年即出现跌倒。病程 3～4 年后,多数患者已不能独立行走。核上性凝视麻痹是 PSP 特征性的临床表现,约 75% 以上的患者可出现此体征,尤其是下视困难更具有诊断意义。起病 1 年内出现跌倒结合核上性凝视麻痹对于 PSP 的诊断具有很高的价值。PSP 的患者也可出现自主神经功能障碍及小脑症状,但不如 MSA 多见。病程早期患者即可出现吞咽困难、构音障碍及认知损害。PSP 患者的肌张力障碍主要累及躯干伸肌和颈肌,使患者躯干笔直,颈后仰,与 PD 典型的屈曲样姿势不同。面部肌肉强直、紧张性增高可使患者呈现张口惊讶状,与 PD 的面具脸不同。眼睑痉挛也是 PSP 肌张力障碍的一种表现形式,患者可出现睁眼和(或)闭眼不能。多数无静止性震颤,对左旋多巴治疗无效。

(2)多系统萎缩(MSA)：MSA 在临床上表现有帕金森综合征、自主神经功能障碍和小脑损害的症状。以帕金森综合征为突出表现的称为 MSA-P 型，以小脑损害为突出表现的称为 MSA-C 型。约 61％的 MSA 患者以运动不能—僵直为首发症状，约 22％以小脑症状为首发症状。大多数 MSA 患者有自主神经功能障碍，尤以排尿障碍最常见，直立性低血压也较常见，男性患者可出现阳痿。小脑症状可表现为头晕、步态不稳、眼球震颤等。尽管姿势不稳在 MSA 中也较常见，但在患病第 1 年即出现跌倒者仅占 21％。核上性凝视麻痹在 MSA 中不如 PSP 常见，出现率不足 20％。认知损害也不如 PSP 和 PD 常见。大多数患者对左旋多巴治疗无效，仅少部分患者可有一定的效果，但疗效多在 1 年内消退。静止性震颤少见。

(3)皮质基底节变性(CBD)：本病最突出的临床特征之一是症状不对称性，患者常感一侧上肢活动变笨，累及一侧下肢则可出现步态障碍。随着疾病进展，可渐累及对侧肢体，但个别病人可终身不对称。失用和异己肢现象也是 CBD 突出的临床症状，患者随意运动和模仿动作困难，不能完成原来能熟练完成的动作。患肢可出现无目的的强握摸索，有时可越过中线干扰对侧肢体的运动，也可表现为视患肢为外来的。患肢的活动不灵活往往是肌张力增高、肌张力障碍、行动迟缓、失用和肌阵挛多种因素共同作用的结果。约 1/3 的 CBD 患者在疾病早期可对左旋多巴制剂有一定的效果。对于单侧起病的帕金森样症状患者，若伴有失用和异己肢现象应高度提示 CBD 的可能。

(4)路易体痴呆(DLB)：本病的临床表现包括波动性认知障碍、帕金森综合征和视幻觉。DLB 的认知损害常表现为执行功能和视空间功能受损，而近记忆力损害在早期不明显。认知损害呈波动性，可持续几分、几小时或几天后又恢复正常。帕金森综合征主要表现为行动迟缓、肌张力增高，静止性震颤少见。视幻觉在疾病早期即可出现，内容具体，早期有自知力。表现为帕金森样症状的患者若在疾病早期即出现认知损害和与药物无关的视幻觉时应警惕 DLB 的可能。反复跌倒、晕厥、短暂意识丧失、对神经安定药敏感则更支持诊断。

(5)继发性帕金森综合征：此综合征是由药物、感染、中毒、脑卒中、外伤等明确的病因所致。通过仔细询问病史及相应的实验室检查，此类疾病一般较易与原发性帕金森病鉴别。药物是最常见的导致继发性帕金森综合征的原因。用于治疗精神疾病的神经安定药(吩噻嗪类和丁酰苯类)是最常见的致病药物。需注意的是，有时这类药物也用于治疗呕吐等非精神类疾病，如应用异丙嗪止吐。其他可引起或加重帕金森样症状的药物包括利舍平、氟桂利嗪、甲氧氯普胺、锂剂等。

(6)特发性震颤(ET):此病隐袭起病,进展很缓慢或长期缓解。约 1/3 的患者有家族史。震颤是唯一的临床症状,主要表现为姿势性震颤和动作性震颤,即身体保持某一姿势或做动作时易于出现震颤。震颤常累及双侧肢体,头部也较常受累。频率为 6~12Hz。情绪激动或紧张时可加重,静止时减轻或消失。此病与帕金森病突出的不同在于起病时多为双侧症状,不伴有运动迟缓,无静止性震颤,疾病进展很慢,多有家族史,有相当一部分患者生活质量几乎不受影响。

(7)其他:遗传变性性帕金森综合征往往伴随有其他的症状和体征,因此一般不难鉴别。如肝豆状核变性可伴有角膜色素环和肝功能损害。抑郁症患者可出现表情缺乏、思维迟滞、运动减少,有时易误诊为帕金森病,但抑郁症一般不伴有静止性震颤和肌强直,对称起病,有明显的情绪低落和快感缺乏可资鉴别。

七、治疗

(一)治疗原则

1.综合治疗 药物治疗是帕金森病最主要的治疗手段。左旋多巴制剂仍是最有效的药物。手术治疗是药物治疗的一种有效补充。康复治疗、心理治疗及良好的护理也能在一定程度上改善症状。目前应用的治疗手段只能改善症状,不能阻止病情的进展,也无法治愈。

2.用药原则 用药宜从小剂量开始逐渐加量。以较小剂量达到较满意疗效,不求全效。用药在遵循一般原则的同时也应强调个体化。根据患者的病情、年龄、职业及经济条件等因素采用最佳的治疗方案。药物治疗时不仅要控制症状,也应尽量避免药物不良反应的发生,并从长远的角度出发尽量使患者的临床症状能得到较长期的控制。

(二)药物治疗

1.保护性治疗 原则上,帕金森病一旦确诊就应及早予以保护性治疗。目前临床上作为保护性治疗的药物主要是单胺氧化酶 B 型(MAO-B)抑制药。近年来研究表明,MAO-B 抑制药有可能延缓疾病的进展,但目前尚无定论。

2.症状性治疗 早期治疗。

(1)何时开始用药:疾病早期病情较轻,对日常生活或工作尚无明显影响时可暂缓用药。若疾病影响患者的日常生活或工作能力,或患者要求尽早控制症状时即应开始症状性治疗。

(2)首选药物原则:<65 岁的患者且不伴智能减退可选择:①非麦角类多巴胺

受体(DR)激动药;②MAO-B抑制药;③金刚烷胺,若震颤明显而其他抗PD药物效果不佳则可选用抗胆碱能药;④复方左旋多巴＋儿茶酚-氧位-甲基转移酶(COMT)抑制药;⑤复方左旋多巴。④和⑤一般在①、②、③方案治疗效果不佳时加用。但若因工作需要力求显著改善运动症状,或出现认知功能减退则可首选④或⑤方案,或可小剂量应用①、②或③方案,同时小剂量合用⑤方案。≥65岁的患者或伴智能减退:首选复方左旋多巴,如④和⑤;必要时可加用DR激动药、MAO-B或COMT抑制药。苯海索因有较多不良反应,尽可能不用,尤其是老年男性患者,除非有严重震颤且对其他药物疗效不佳时。

中期治疗:早期首选DR激动药、MAO-B抑制药或金刚烷胺/抗胆碱能药物治疗的患者,发展至中期阶段,原有的药物不能很好地控制症状时应添加复方左旋多巴治疗;早期即选用低剂量复方左旋多巴治疗的患者,至中期阶段症状控制不理想时应适当加大剂量或添加DR激动药、MAO-B抑制药、金刚烷胺或COMT抑制药。

晚期治疗:晚期患者由于疾病本身的进展及运动并发症的出现治疗相对复杂,处理也较困难。因此,在治疗之初即应结合患者的实际情况制订合理的治疗方案,以期尽量延缓运动并发症的出现,延长患者有效治疗的时间窗。

(三)常用治疗药物

1.抗胆碱能药物　主要是通过抑制脑内乙酰胆碱的活性,相应提高多巴胺效应。临床常用的是盐酸苯海索,1～2mg,3次/天。此外有丙环定、甲硫酸苯扎托品、东莨菪碱等。主要适用于震颤明显且年龄较轻的患者。老年患者慎用,闭角型青光眼及前列腺肥大患者禁用。

2.金刚烷胺　可促进多巴胺在神经末梢的合成和释放,阻止其重吸收。50～100mg,2～3次/天。对少动、僵直、震颤均有轻度改善作用,对异动症可能有效。肾功能不全、癫痫、严重胃溃疡、肝病患者慎用。

3.单胺氧化酶B(MAO-B)抑制药　通过不可逆地抑制脑内MAO-B,阻断多巴胺的降解,相对增加多巴胺含量而达到治疗的目的。MAO-B抑制药可单药治疗新发、年轻的帕金森病患者,也可辅助复方左旋多巴治疗中晚期患者。它可能具有神经保护作用,因此原则上推荐早期使用。MAO-B抑制药包括司来古兰和雷沙古兰。司来古兰的用法为2.5～5mg,每日2次,早晨、中午服用,晚上使用易引起失眠;雷沙古兰的用法为1mg,每日1次,早晨服用。胃溃疡者慎用,禁与5-羟色胺再摄取抑制药(SSRI)合用。

4.DR激动药　可直接刺激多巴胺受体而发挥作用。目前临床常用的是非麦角类 DR 激动药。适用于早期帕金森病患者，也可与复方左旋多巴联用治疗中晚期患者。年轻患者病程初期首选 MAO-B 抑制药或 DR 激动药。激动药均应从小剂量开始，逐渐加量。使用激动药症状波动和异动症的发生率低，但直立性低血压和精神症状发生率较高。常见的不良反应包括胃肠道症状，嗜睡，幻觉等。非麦角类 DR 激动药有普拉克索、罗匹尼罗、吡贝地尔、罗替戈汀和阿扑吗啡。目前国内上市的非麦角类 DR 激动药：①吡贝地尔缓释片：初始剂量 50mg，每日 1 次，第 2 周增至 50mg，每日 2 次，有效剂量 150mg 次/天，分 3 次口服，最大不超过 250mg 次/天。②普拉克索：初始剂量 0.125mg，每日 3 次，第 2 周增至 0.25mg，每日 3 次，以此类推。一般有效剂量 0.50～0.75mg，每日 3 次，最大不超过 4.5mg 次/天。麦角类受体激动药包括溴隐亭、培高利特、α-二氢麦角隐亭、卡麦角林和麦角乙脲。因麦角类 DR 激动药可能会导致心脏瓣膜病变和肺、胸膜纤维化，现已不主张使用。

5.复方左旋多巴（包括左旋多巴/苄丝肼和左旋多巴/卡比多巴）　左旋多巴是多巴胺的前体。外周补充的左旋多巴可透过血-脑屏障，在脑内经多巴脱羧酶的脱羧转变为多巴胺，从而发挥替代治疗的作用。苄丝肼和卡比多巴是外周脱羧酶抑制药，可减少左旋多巴在外周的脱羧，增加左旋多巴进入脑内的含量以及减少其外周的不良反应。

初始剂量为 62.5～125mg，2～3 次/天，逐渐缓慢增加剂量直至获较满意疗效，不求全效。剂量增加不宜过快，用量不宜过大。餐前 1h 或餐后 1.5h 服药。老年患者可尽早使用，年龄小于 65 岁，尤其是青年帕金森病患者应首选单胺氧化酶 B 抑制药或多巴胺受体激动药，当上述药物不能很好控制症状时再考虑加用复方左旋多巴。活动性消化道溃疡患者慎用，闭角型青光眼、精神病患者禁用。

6.儿茶酚-氧位-甲基转移酶（COMT）抑制药　通过抑制 COMT 酶减少左旋多巴在外周的代谢，从而增加脑内左旋多巴的含量。COMT 抑制药包括恩他卡朋和托卡朋。帕金森病患者出现症状波动时可加用 COMT 抑制药以减少"关期"。恩他卡朋每次 100～200mg，与每剂复方左旋多巴同服。若每日服用复方左旋多巴次数较多，也可少于复方左旋多巴的服用次数。恩他卡朋需与左旋多巴同时服用才能发挥作用。托卡朋每次 100mg，每日 3 次，第一剂与复方左旋多巴同服，此后间隔 6h 服用，可以单用，每日最大剂量为 600mg。COMT 抑制药的不良反应有腹泻、头痛、多汗、口干、氨基转移酶升高、腹痛、尿色变黄等。托卡朋有可能导致肝功能损害，须严密监测肝功能，尤其在用药后前 3 个月。

（四）并发症的诊断、治疗和预防

1.运动并发症的诊断与治疗　中晚期帕金森病患者可出现运动并发症，包括症状波动和异动症。症状波动包括疗效减退和"开—关"现象。疗效减退指每次用药的有效作用时间缩短。此时可通过增加每日服药次数或增加每次服药剂量，或改用缓释药，或加用其他辅助药物。"开—关"现象表现为突然不能活动和突然行动自如，两者在几分钟至几十分钟内交替出现。多见于病情严重者，机制不明。一旦出现"开—关"现象，处理较困难。可采用微泵持续输注左旋多巴甲酯、乙酯或DR 激动药。

异动症又称运动障碍，表现为头面部、四肢或躯干的不自主舞蹈样或肌张力障碍样动作。在左旋多巴血药浓度达高峰时出现者称为剂峰异动症，在剂初和剂末均出现者称为双相异动症。足或小腿痛性肌痉挛称为肌张力障碍，多发生在清晨服药之前，也是异动症的一种表现形式。剂峰异动症可通过减少每次左旋多巴剂量，或加用 DR 激动药或金刚烷胺而缓解。双相异动症控制较困难，可加用长半衰期 DR 激动药或 COMT 抑制药，或微泵持续输注左旋多巴甲酯、乙酯或 DR 激动药。肌张力障碍可根据其发生在剂末或剂峰而对相应的左旋多巴制剂剂量进行相应的增减。

2.运动并发症的预防　运动并发症的发生不仅与长期应用左旋多巴制剂有关，还与用药的总量、发病年龄、病程密切相关。用药总量越大、用药时间越长、发病年龄越轻、病程越长越易出现运动并发症。发病年龄和病程均是不可控的因素，通过优化左旋多巴的治疗方案可尽量延缓运动并发症的出现。新发的患者首选MAO-B 抑制药或 DR 激动药以推迟左旋多巴的应用；左旋多巴宜从小剂量开始，逐渐缓慢加量；症状的控制能满足日常生活需要即可，不求全效；这些均能在一定程度上延缓运动并发症的出现。但需要强调的是，治疗一定要个体化，不能单纯为了延缓运动并发症的出现而刻意减少或不用左旋多巴制剂。

（五）非运动症状的治疗

1.精神障碍的治疗　帕金森病患者在疾病晚期可出现精神症状，如幻觉、欣快、错觉等。而抗 PD 的药物也可引起精神症状，最常见的是盐酸苯海索和金刚烷胺。因此，当患者出现精神症状时首先考虑依次逐渐减少或停用抗胆碱能药、金刚烷胺、司来古兰、DR 激动药、复方左旋多巴。对经药物调整无效或因症状重无法减停抗 PD 药物者，可加用抗精神病药物，如氯氮平、喹硫平等。出现认知障碍的 PD患者可加用胆碱酯酶抑制药，如石杉碱甲、多奈哌齐、卡巴拉汀。

2.自主神经功能障碍的治疗　便秘的患者可增加饮水量，多进食富含纤维的食物。同时也可减少抗胆碱能药物的剂量或服用通便药物。泌尿障碍的患者可减少晚餐后的摄水量，也可试用奥昔布宁、莨菪碱等外周抗胆碱能药。直立性低血压患者应增加盐和水的摄入量,可穿弹力袜,也可加用α肾上腺素能激动药米多君。

3.睡眠障碍　　帕金森病患者可出现入睡困难、多梦、易醒、早醒等睡眠障碍。若PD的睡眠障碍是由于夜间病情加重所致,可在晚上睡前加服左旋多巴控释剂。若患者夜间存在下肢不宁综合征影响睡眠可在睡前加用DR激动药。若经调整抗PD药物后仍无法改善睡眠时可选用镇静催眠药。

(六)手术治疗

手术方法主要有两种,神经核毁损术和脑深部电刺激术(DBS)。神经核毁损术常用的靶点是丘脑腹中间核(Vim)和苍白球腹后内侧部(PVP)。以震颤为主的患者多选取丘脑腹中间核,以僵直为主的多选取苍白球腹后内侧部作为靶点。神经核毁损术费用低,不需要术后经常调整,且也有一定疗效,因此在一些地方仍有应用。脑深部电刺激术因其微创、安全、有效,已作为手术治疗的首选。帕金森病患者出现明显疗效减退或异动症,经药物调整不能很好地改善症状可考虑手术治疗。手术对肢体震颤和肌强直的效果较好,而对中轴症状如姿势步态异常、吞咽困难等功能无明显改善。手术与药物治疗一样,仅能改善症状,而不能根治疾病,也不能阻止疾病的进展。术后仍需服用药物,但可减少剂量。继发性帕金森综合征和帕金森叠加综合征患者手术治疗无效。早期帕金森病患者,药物治疗效果好的患者不适宜过早手术。

八、预后

帕金森病是一种慢性进展性疾病,具有高度异质性。不同病人疾病进展的速度不同。目前尚不能治愈。早期患者通过药物治疗多可很好地控制症状,疾病中期虽然药物仍有一定的作用,但常因运动并发症的出现导致生活质量的下降。疾病晚期由于患者对药物反应差,症状不能得到控制,患者可全身僵硬,生活不能自理,甚至长期卧床,最终多死于肺炎等并发症。

第二节　肝豆状核变性

肝豆状核变性(HLD)又称为Wilson病(WD),是一种常染色体隐性遗传的铜代谢障碍所引起的家族性疾病。由于基因突变致铜代谢障碍,大量的铜沉积于组织,沉积于组织的铜对组织细胞具有毒性。铜代谢障碍的确切机制不清楚。本病多在青少年期发病,主要病理改变是肝豆状核变性和肝硬化。其临床表现复杂多样,易于延误诊断。该病如不及时治疗,病情多数进行性发展,其预后主要取决于诊断和治疗的早晚。

WD初期的临床表现复杂多变,每个患者的症状都可不尽相同。有人从下列4种不同临床类型出发来考虑对WD患者的诊断。

1.神经疾病型 神经疾病型患者中约1/2在出现症状前几年已有精神症状或行为异常。如果患者同时合并有肝脏疾病,肝酶谱异常,胆红素和肝功能异常,脾功能亢进、血小板减少、白细胞减少,则应考虑WD的诊断。几乎所有神经疾病型WD患者在出现神经症状时都已有角膜K-F环出现。

2.精神疾病型 出现神经症状前很长一段时间里(平均为2年),约1/3的神经疾病型患者可以先出现行为异常和精神疾病症状。如同时合并有肝脏疾病,脾功能亢进,应立即想到WD的可能。精神疾病型的WD患者几乎都可发现有角膜K-F环存在。

3.肝脏疾病型 约1/3WD患者的表现为肝脏疾病的临床表现,通常为10多岁的小孩。多数患者表现为慢性肝炎、肝硬化、肝功能衰竭、溶血性黄疸,疾病进展迅速。如果一个患者同时表现有溶血和肝脏疾病存在应想到WD的诊断。肝脏疾病型的WD患者角膜K-F环检出率为70%~90%,表现为急性肝脏疾病的WD小儿30%可无此体征。

4.症状前型 对新诊断WD患者的亲属进行筛查,测定血清铜蓝蛋白,24h尿铜,进行角膜K-F环检查,有助于发现症状前纯合子及杂合子。大多数症状前纯合子具有低铜蓝蛋白血症及尿酮症,如存在明确的K-F环,可以拟诊WD;单独检测血清铜蓝蛋白降低常缺乏特异性和敏感性,同有24h尿铜100μg,可以拟诊WD。症状前WD患者口服青霉胺负荷试验,其24h尿铜排泄量一般远较正常人和杂合子个体为高,可作为症状前纯合子及杂合子个体的鉴别诊断的依据。

总之,当遇见上述患者时应想到WD的可能。一旦疑及WD的诊断,均应进一步检查以寻找证据来证实或排除WD的诊断。单靠某一项或几项实验室检查来确定诊断容易发生错误,所以需将患者的临床表现和多项检查指标结合起来统一考虑。

一、病理机制

铜是人体生命活动过程中的重要微量元素之一。正常人每日从食物摄入铜量为2~5mg,从肠道吸收的铜约5%与白蛋白疏松结合,易于游离(称直接反应铜),90%~95%在肝脏内与球蛋白结合构成铜蓝蛋白。铜蓝蛋白是血浆中主要的铜蛋白形式,具有氧化酶活性。铜在体内大部分都是以铜蛋白形式存在。大多数有酶活性的铜蛋白(即铜蓝蛋白酶)催化具有生理意义的反应。剩余的铜通过胆汁、大便、尿液和汗液排出体外。

WD 为常染色体隐性遗传性疾病。有证据表明,WD 是由于基因突变所致。WD 基因已准确定位于 13q14.2－q14.3,该基因编码一种 P 型 ATP 酶转运体,其可能与金属离子转运有关。WD 患者主要为铜代谢障碍。其病理表现为大量的铜沉积于组织,尤其是肝、脑、肾和角膜等。WD 患者铜代谢的障碍和铜在体内异常沉积的确切机制至今尚不清楚,一般认为本病可能与肝脏内铜蓝蛋白的合成障碍,铜转运受阻;溶酶体缺陷,肝脏清除铜的能力降低,胆道排铜减少;患者体内的直接反应铜易于分离并沉积于组织以及组织蛋白对铜亲和力异常增高等因素有关。

大量沉积于组织的铜对组织细胞具有毒性。肝是身体储存铜的重要器官,因此 WD 患者肝脏最先受累,肝细胞可发生炎性细胞浸润、脂肪和结缔组织增加或肝细胞变性、坏死或呈小叶性肝硬化。肝小叶因含铜量不等而呈红棕色至黄色。在脑部的病理改变以壳核变性最明显,显示皱缩,色素沉着,其次为苍白球及尾核。严重者基底核可软化形成空洞,约 10% 的 WD 患者大脑皮质和白质也可受累。镜检可见变性区内胶质细胞显著增生,神经元减少。眼角膜铜沉积形成角膜色素环(K-F 环)。铜在肾脏的沉积主要损坏近端肾小管及肾小球,引起肾功能异常。继发于肝硬化可引起门静脉高压的一系列表现。骨骼和心脏等也可有改变。

由于铜在各组织中的蓄积过程与所致的临床表现密切相关。Deiss 将发病过程分为几个阶段,对认识本病的病理过程及解释临床症状有很大的帮助。

Ⅰ期:肝铜蓄积期,肝组织中铜量逐渐增加。该期自出生之日起可持续 5 年以上,患者呈正铜平衡,临床上无症状。40% 患者尿铜排泄量可在正常范围内,但肝铜浓度远较有神经症状者为高。由于肝细胞坏死,肝组织纤维增生,故该期之末可发生无症状性肝硬化或隐源性肝硬化。

Ⅱ期:肝铜饱和释放期,铜从肝中释放出来。其又可分为ⅡA、ⅡB 期。

ⅡA 期:溶血发作,肝细胞中铜蓄积增多,肝细胞破坏,铜进入血液中,铜对红细胞发生毒性作用,致使发生反复发作性溶血性贫血。

ⅡB 期:患者因铜的转移困难而发生急、慢性肝功能衰竭。

Ⅲ期:脑铜蓄积期,铜在脑组织中沉积,但无明显神经症状。K-F 环多见,尿铜排泄量增高。

Ⅳ期:神经症状期。出现典型的 3 种症状,K-F 环,肝硬化,锥体外系障碍。此时血清铜、铜蓝蛋白降低,尿铜显著增高。

Ⅴ期:终末期或治疗后的铜平衡期。经恰当治疗铜代谢又趋于平衡,症状和体征逐渐消失。如终止治疗或不治疗,患者终将死亡。

以上分期并非是每个 WD 患者都必须经历的循环病程,可因患者、治疗等的因素影响而不经历其中某些病期,各期之间也可互相转变,造成多种多样临床上的表现。

二、治疗

在整个人群中 WD 的患病率为 1/40 000,基因携带者(杂合子)为 100 个人中有 1 个。WD 的预后与治疗早晚有关。因此对于每一位 WD 患者,一经确定诊断,无论有无临床表现,均应考虑立即进行治疗。在症状出现之前开始治疗,纠正患者铜代谢异常就可以防止体内过多的铜对身体组织造成损害,在很大程度上阻止症状出现。对于有症状的 WD 患者,治疗可以分为 2 个阶段:早期治疗和维持期治疗。早期治疗是及时采取积极有效的治疗措施,将体内过多的铜控制在毒性阈值以下,以防止铜对身体组织造成损害。维持期治疗是在此时期内防止铜在体内再次蓄积,以免再次造成组织损害和出现临床症状。治疗开始越早越好,治疗需终身维持,突然中断常可引起暴发性肝衰竭。

WD 的治疗目的是降低体内铜水平,防止铜在体内的蓄积。所以一方面是减少和控制铜的摄入,另一方面是促进体内铜的排除,常采用的方法有以下几种。

(一)常规治疗方法

1.改善饮用水质　国内《生活饮用水水质标准(GB5749-85)》对生活用水中的含铜量的要求是每升 1mg。而成人每日平均需水量为 2～3L。因此开始驱铜治疗的 WD 患者应该食用去离子化或蒸馏水,以减少铜的摄入量。

2.低铜饮食　开始治疗的 WD 患者应该避免食用含铜丰富的食品,如动物肝脏、贝壳、螺类、可可、坚果仁、豆类、蘑菇、巧克力等,以减少铜的摄入。

(二)药物治疗

目前临床上使用促进铜排泄的药物有以下几种:青霉胺、锌剂、三亚乙基四胺(曲恩汀)、四硫钼酸铵等。

1.青霉胺　采用青霉胺治疗 WD 有效。青霉胺用于 WD 的治疗已有了 40 多年的历史,多数患者取得了良好的治疗效果。至今,青霉胺仍然被公认为是治疗WD 的首选药物,适用于各种类型患者的早期治疗和维持期治疗。青霉胺是通过络合作用治疗本病。青霉胺本身能络合肝和其他组织中的铜,降低蛋白与铜的亲和力。这种被动员出来的铜经小便排出体外。青霉胺除能促进体内排出铜外,还能降低铜的毒性。其可与铜形成无毒的青霉胺—铜复合物,具有解毒作用。青霉胺还可诱导肝脏合成更多的金属硫蛋白(MT),使得在肝脏沉积的有毒铜与 MT 结合形成无毒性的复合物。该药可用于各种类型 WD 患者的治疗,常用治疗剂量为 1~2g 次/天,分 2~4 次口服。青霉胺应与食物分开服用,至少在餐前 1h 或餐后 2h 服用。治疗初期,该剂量的青霉胺可以引起大量地排出铜尿,每天排铜量可达几毫克。用青霉胺 1g,可使尿铜排出约 2mg。通常经 4~6 个月治疗,这种大量排铜尿的作用会逐渐下降。当 24h 尿铜量≤500μg,血中非铜蓝蛋白铜 25μg 次/天 l,体内的铜浓度降至毒性阈值以下,组织就可开始修复,肝功能损害会逐渐恢复正常。此时应该考虑进行维持期治疗,维持量一般是 1g 次/天,长期服用。青霉胺用于维持期治疗,能有效地防止再次出现铜中毒,但青霉胺的严重不良反应又妨碍了其长期使用。

青霉胺用于 WD 的早期治疗起效快,但毒性大。治疗初期常出现药物过敏反应和神经症状加重。20%~30%的患者出现药物过敏反应。过敏反应多发生于用药治疗数天至 1 个月内,常见有皮疹、发热、舌炎、关节痛、恶心呕吐、食欲缺乏、白细胞减少、血小板减少、血管神经性水肿等。一旦发生过敏反应,应立即停用青霉胺。待反应完全消失后,再次给予小剂量青霉胺 125~250mg 次/天重新开始治疗,于数周内加至足量。也可在服用青霉胺的同时加服泼尼松 30~40mg 次/天,在无过敏反应发生后,于 2~3 周内逐渐将泼尼松减量直至停药。或者将青霉胺从非常小的剂量开始治疗,缓慢加量直到出现耐受性。10%~50%有神经症状的 WD 患者在开始青霉胺治疗方案后 2 周~2 个月内可出现症状加重。在开始治疗时对这种情况应有一定的思想准备。有人给 25 例有神经症状的 WD 患者开始青霉胺治疗后,其中 13 例出现了症状加重,6 例患者始终未能恢复到治疗前状态。在神经症状恶化的同时 MRI 检查证实,脑部有新的损害出现。这种情况的发生,可能是青霉胺的治疗诱发了体内铜的重新分布,肝中蓄积的大量铜释放入血,引起脑内铜含量增加所致。如果患者已用常规剂量开始治疗,在治疗中出现症状恶化,可减量,以后再酌情加量,但应坚持服用青霉胺。少数患者即使是调整治疗方案,有些损害也很难逆转,甚至有些无症状的 WD 患者会出现神经系统损害。为了避免这种情况的发生,有人主张治疗应从小剂量开始,缓慢加量。治疗时所使用驱铜剂的剂量足以产生每天排尿铜至少 1mg 次/天,以不要超过 2mg 次/天为宜。

长期使用青霉胺作为维持期治疗,不良反应的发生率可高达 62%,其中 10%~30%的患者被迫停药。最为严重的不良反应是影响了免疫系统和结缔组织,可发生许多自身免疫性疾病,其中一些疾病是致命的。不良反应包括:骨髓抑制、再生障碍性贫血、系统性红斑狼疮、Goodpasture 综合征、皮肤病、多动脉炎、重症肌无力、肾病综合征、蛋白尿、视神经炎、视网膜出血等。其中肾脏损害最常见，蛋白尿可占患者的5%～10%。严重的不良反应最终迫使患者不得不改用其他药物。

青霉胺是一种抗维生素 B_6 的代谢产物，可引起维生素 B_6 缺乏。为避免并发视神经炎，一般合用维生素 B_6。青霉胺是一种络合剂，还可导致体内许多微量元素缺乏，尤其是青霉胺增加尿锌的排出，常造成体内严重缺锌，故每日需加服锌15mg。青霉胺的许多毒性作用常出现在疾病治疗的后期，可能是由于体内高水平的铜对青霉胺的毒性有部分保护作用，以后随着疾病治疗铜水平的下降，青霉胺的这种毒性作用就显现出来了。因此，青霉胺用于 WD 维持期的治疗最大困难是它的毒性作用。

2.曲恩汀　曲恩汀也是一种口服的络合剂。其作用机制与青霉胺相同，能动员身体不同组织中的铜，增加尿铜的大量排出而起治疗作用。但在曲恩汀治疗期间可引起血清游离铜浓度升高。曲恩汀使用剂量和服用方法同青霉胺，其治疗效果如青霉胺一样有效。但各个患者的剂量应根据其临床效果进行调整。曲恩汀可用于各种类型 WD 患者的早期治疗和维持期治疗。曲恩汀的毒性较青霉胺低，适用于不能耐受青霉胺治疗患者。尤其是对于严重的肝脏疾病型 WD 患者的早期治疗，由于青霉胺毒性大，可采用曲恩汀和锌剂联合治疗 4～6 个月后，再以锌剂维持治疗。对于新诊断的 WD 患者，在使用曲恩汀治疗后会出现大量地排铜尿，尿铜减少的速度较青霉胺更快。随着体内大量铜的排出，患者临床表现改善。在使用曲恩汀治疗过程中，也需随时监测尿铜和血清非铜蓝蛋白铜的变化。曲恩汀毒性低，但国内尚无人使用，临床经验少。主要不良反应有骨髓抑制、肾毒性、皮肤黏膜损害、粒幼贫血，有引起蛋白尿的报道。

3.锌制剂　治疗 WD 的锌剂不是络合剂，而是利用理化性质相似的元素间有相互拮抗作用，故采用大量的锌可抑制铜在肠道中的吸收。锌可诱导肠黏膜细胞合成金属硫蛋白。金属硫蛋白对铜的亲和力大于对锌的亲和力，因而进入肠黏膜细胞的铜更容易与金属硫蛋白生成一种复合物，这种状态下的铜不能被吸收，滞留于肠黏膜细胞内，于 6d 后随脱落的肠黏膜细胞经粪便一起排出体外，增加了铜在大便中的排出。锌不仅可以减少食物中铜的摄入，还可以阻断在唾液和胃液分泌中铜的再吸收，因此造成轻度负铜平衡。在肝、肾等组织中，锌剂也可以诱导合成具有保护作用的金属硫蛋白。金属硫蛋白与这些组织中的铜相结合，以减轻铜的毒性。临床上常使用的锌剂有硫酸锌和乙酸锌。治疗剂量为硫酸锌 200mg，每日3 次;乙酸锌折合成锌量 50mg，每日 3 次。每日剂量以多次服用较 1 次性服用的效果好,每次服用药物应与食品和饮料分开,间隔至少 1h,以避免这些食物干扰锌剂的治疗效果。锌剂治疗 WD 安全有效,可用于 WD 患者的早期治疗和维持期治疗。锌剂的毒性低,但起效缓慢。经锌剂治疗的患者需 6~8 个月才能达到降低血铜浓度于中毒阈值以下。因此锌剂多用于症状前患者的治疗,妊娠患者的治疗,不能耐受青霉胺或青霉胺治疗效果不理想患者的治疗,以及维持期的长期治疗。停用锌剂,阻滞铜摄取的作用仍能持续大约 11d,故短时间停药不影响疗效。锌剂毒性低,安全有效,作为 WD 维持期的长期治疗效果较好。长期服用锌剂治疗不仅能够控制已降低的铜水平,而且能防止临床症状的再发。为了维持治疗效果,应该对服用锌剂的患者进行监测,定时作神经病学检查以及肝肾功能、血浆非铜蓝蛋白铜、24h 尿铜、24h 尿锌等检查。治疗初期尿铜排出多,随治疗时间延长尿铜的排出减少。锌剂治疗期间,24h 尿铜水平可以作为反映尿铜下降和身体铜情况的指标,从 24h 尿锌水平可以了解患者服药情况。常规治疗剂量情况下 24h 尿锌水平平均3.5mg,至少不少于 2mg。低于这一水平就表示患者没有坚持服药,同时患者的24h 尿铜和血浆非铜蓝蛋白铜会升高。

锌剂的毒性很低,耐受性好。最常见的不良反应是头痛、胃不适,大剂量锌剂可引起腹泻、低钙、黄疸、贫血等。乙酸锌的胃肠道不良反应较硫酸锌轻。如果将药物在饭后 1h 服用就可克服胃肠道反应。此外,在治疗开始的前几个月锌可引起血淀粉酶和脂酶升高,男性患者 HDL 胆固醇减少以及淋巴细胞有丝分裂减少。锌剂可引起男性患者 HDL 和总胆固醇同时减少,但不引起总胆固醇与 HDL 胆固醇比值的显著改变。女性患者的总胆固醇减少,但 HDL 胆固醇却无减少。对于锌剂是否会引起免疫抑制,目前尚无临床证据。长期服用时应监测肝功能和胰酶。

锌剂可用作 WD 的早期治疗,但是在治疗了相当长的时间后,有些症状前患者有可能出现症状,有症状的患者病情可以进一步加重,甚至患者的肝铜并不减少而是继续升高。使用青霉胺治疗也可有类似情况发生。因此,肝铜不适合作为反映疗效好坏的指标。产生这一现象的原因,可能是锌剂或青霉胺诱导肝脏合成了MT 后,只是与肝细胞中沉积的铜结合形成一种无毒的复合物,其治疗作用不是驱铜而是对肝铜的解毒。

4.四硫钼酸铵　四硫钼酸铵通过竞争机制抑制食物中铜的吸收以及内源性分泌铜的重吸收;结合体内过多的铜,与铜和白蛋白形成复合物,无法被细胞摄取,排出增加;减少肝铜和肝脏金属硫蛋白含量,也能减少含铜酶内铜的含量。四硫钼酸铵与铜形成复合物,以复合物的形式逐渐地被排入胆汁及血中。四硫钼酸铵治疗很少引起进一步或不可逆的神经系统症状恶化,也不会因停药而发生分离造成血铜浓度反跳性增高。四硫钼酸铵初始剂量为 20mg,3 次/天,进餐时服用;剂量可增加至 100mg,3 次/天,餐间服用。用药后很快建立铜的负平衡,用药 2 周可使铜的毒性损害停止,8 周效果显著。过量的钼有一定毒性,故不能用四硫钼酸铵作维持期治疗。四硫钼酸铵有骨髓抑制和损害骨骼的不良反应。

WD 的治疗是终身的,因此要求患者长期坚持服药,否则以前的治疗将前功尽弃。WD 患者在开始治疗以后,神经症状的改善通常要在体内铜的水平降至毒性阈值以下 6 个月后才开始,恢复到最佳水平要在治疗 1～2 年后才能达到。在整个病程中,患者的神经症状存在与否不能作为治疗的指南。同时应清楚地认识到,肝铜的清除是不完全的,即使在治疗数年后肝铜的含量仍然可能很高。而且无论患者在治疗开始前有无症状,即使是患者已经病愈 10 年以上,如果停止进行维持期治疗几个月至几年,患者都可能突然发生临床症状恶化,因急性肝炎和肝功能衰竭而死亡。所以,坚持终身治疗对 WD 患者是非常重要的。

(三)血液透析

血液透析多用于重症或终末期 WD 患者。血液透析可在短时间内使患者体内游离铜的水平降低,清除其他毒性物质,为患者争取肝移植治疗的时间。

第三节　小舞蹈病

小舞蹈病(CM)又称风湿性舞蹈病或 Sydenham 舞蹈病,由 Sydenham 首先描述,是风湿热在神经系统的常见表现。本病多见于儿童和青少年,其临床特征为不自主的舞蹈样动作、肌张力降低、肌力减弱、自主运动障碍和情绪改变。本病可自愈,但复发者并不少见。

一、病因与发病机制

本病的发病与 A 型 β 溶血性链球菌感染有关。属自体免疫性疾病。约 30% 的病例在风湿热发作或多发性关节炎后 2～3 个月发病,通常无近期咽痛或发热史,部分患者咽拭子培养 A 型溶血性链球菌阳性;血清可检出抗神经元抗体,与尾状核、丘脑底核等部位神经元抗原起反应,抗体滴度与本病的转归有关,提示可能与自身免疫反应有关。本病好发于围青春期,女性多于男性,一些患者在怀孕或口服避孕药时复发,提示与内分泌改变也有关系。

二、病理

病理改变主要是黑质、纹状体、丘脑底部及大脑皮质可逆性炎性改变和神经细胞弥漫性变性，神经元丧失和胶质细胞增生。有的病例可见散在动脉炎、栓塞性小梗死。90%的尸检病例可发现风湿性心脏病证据。

三、临床表现

(一)发病年龄及性别

发病年龄多在5～15岁，女多于男，男女之比约为1：2。

(二)起病形式

大多数为亚急性或隐袭起病，少数可急性起病。大约1/3的病例舞蹈症状出现前2～6个月或更长的时间内有β溶血性链球菌感染史，曾有咽喉肿痛、发热、多关节炎、心肌炎、心内膜炎、心包炎、皮下风湿结节或紫癜等临床症状和体征。

(三)早期症状

早期症状常不明显，不易被察觉。患儿表现为情绪不稳、焦虑不安、易激动、注意力分散、学习成绩下降、动作笨拙、步态不稳、手中物品时常坠落，行走摇晃不稳等。其后症状日趋明显，表现为舞蹈样动作和肌张力改变等。

(四)舞蹈样动作

常常可急性或隐袭出现，常为双侧性，可不规则，变幻不定，突发骤止，约20%患者可偏侧或甚至更为局限。在情绪紧张和作自主运动时加重，安静时减轻，睡眠时消失。常在2～4周内加重，3～6个月内自行缓解。

(1)面部最明显，表现挤眉、弄眼、噘嘴、吐舌、扮鬼脸等，变幻莫测。

(2)肢体表现为一种快速的不规则、无目的的不自主运动，常起于一肢，逐渐累及一侧或对侧，上肢比下肢明显，上肢各关节交替做伸直、屈曲、内收等动作，下肢步态颠簸、行走摇晃、易跌倒。

(3)躯干表现为脊柱不停地弯、伸或扭转，呼吸也可变得不规则。

(4)头颈部的舞蹈样动作表现为摇头耸肩或头部左右扭转。伸舌时很难维持，舌部不停地扭动，软腭或其他咽肌的不自主运动可致构音、吞咽障碍。

(五)体征

(1)肌张力及肌力减退，膝反射常减弱或消失。肢体软弱无力，与舞蹈样动作、共济失调一起构成小舞蹈病的三联征。

（2）旋前肌征：由于肌张力和肌力减退导致当患者举臂过头时，手掌旋前。

（3）舞蹈病手姿：当手臂前伸时，因张力过低而呈腕屈、掌指关节过伸，伴手指弹钢琴样小幅舞动。

（4）挤奶妇手法，或称盈亏征：若令患者紧握检查者第2、第3手指时，检查者能感到患者的手时紧时松，握力不均，时大时小。

（5）约1/3患者会有心脏病征，包括风湿性心肌炎、二尖瓣回流或主动脉瓣关闭不全。

（六）精神症状

可有失眠、躁动、不安、精神错乱、幻觉、妄想等精神症状，称为躁狂性舞蹈病。有些病例精神症状可与躯体症状同样显著，以致呈现舞蹈性精神病。随着舞蹈样动作消除，精神症状很快缓解。

四、辅助检查

（一）血清学检查

白细胞增加，血沉加快，C反应蛋白效价提高，黏蛋白增多，抗链球菌溶血素"O"滴度增加；由于小舞蹈病多发生在链球菌感染后2～3个月，甚至6～8个月，故不少患者发生舞蹈样动作时链球菌血清学检查常为阴性。

（二）咽拭子培养

检查可见A型溶血型链球菌。

（三）脑电图

无特异性，常为轻度弥漫性慢活动。

（四）影像学检查

部分患者头部CT可见尾状核区低密度灶及水肿，MRI显示尾状核、壳核、苍白球增大，T_2加权像显示信号增强，PET可见纹状体呈高代谢改变，但症状减轻或消失后可恢复正常。

五、诊断

凡学龄期儿童有风湿病史和典型舞蹈样症状，结合实验室及影像学检查通常可以诊断。

六、鉴别诊断

1.亨廷顿病

（1）病因：常染色体显性遗传。

(2)发病年龄:30 岁以后。

(3)临床特征:全身舞蹈、手足徐动、动作较慢,进行性痴呆。

(4)治疗:氯丙嗪、氟哌啶醇。

2.肝豆状核变性

(1)病因:遗传性铜代谢障碍。

(2)发病年龄:儿童、青少年。

(3)临床特征:偏侧舞蹈样运动,角膜 K-F 色素环,精神障碍,肝脏受损征。

(4)治疗:排铜 D-青霉胺口服,口服硫酸锌减少铜吸收。

3.偏侧舞蹈症

(1)病因:脑卒中、脑瘤。

(2)发病年龄:成年。

(3)临床特征:有不完全偏瘫。

(4)治疗:治疗原发病,对症用氟哌啶醇。

七、治疗

(一)一般处理

急性期应卧床休息,保持环境安静,避免强光或其他刺激,给予足够的营养支持。

(二)病因治疗

确诊本病后,无论病症轻重,均应使用青霉素或其他有效抗生素治疗,10～14d 为一疗程。同时给予水杨酸钠或泼尼松,症状消失后再逐渐减量至停药,目的是最大限度地防止或减少本病复发,并控制心肌炎、心瓣膜病的发生。

1.抗生素　青霉素:首选 40 万～80 万 U,每日 1～2 次,2 周一疗程,也可用红霉素、头孢菌素类药物治疗。

2.阿司匹林　0.1～1.0g,每日 4 次,小儿按 0.1g/kg 计算,症状控制后减量,维持 6～12 周。

3.激素　风湿热症状明显时,泼尼松每日 10～30mg,分 3～4 次口服。

(三)对症治疗

(1)首选氟哌啶醇,0.5mg 开始,每日口服 2～3 次,以后逐渐加量。

(2)氯丙嗪:12.5～50mg,每日 2～3 次。

(3)苯巴比妥:0.015～0.03g,每日 2～4 次。

(4)地西泮:2.5～5mg,每日 2～4 次。

八、预后

本病预后良好,可完全恢复而无任何后遗症状,人约 20％的病例死于心脏并发症,35％的病例数月或数年后复发。个别病例舞蹈症状持续终身。

第六章 神经系统脱髓鞘疾病

第一节 多发性硬化

一、定义

多发性硬化(MS)是一种中枢神经系统炎性脱髓鞘疾病。临床表现各种各样，取决于 CNS 硬化斑块的部位。具有反复发作(时间上多发性)和多部位受累(空间上多发性)的临床特点，疾病晚期往往造成患者残疾，影响生活质量。

二、流行病学

MS 的发病率、患病率与地区的纬度有关。纬度越大 MS 发病率越高。MS 患病率高的地区是北欧、中欧、前苏联欧洲部分的中西部、美国北部、加拿大南部、新西兰和澳大利亚西南部地区；低发病区是亚洲、非洲大部分地区、阿拉斯加、墨西哥、南美洲北部的加勒比海地区。苏格兰北部、雪特兰岛及奥克尼群岛的患病率高达 100~300/10 万人，是迄今为止患病率最高的地区。我国是 MS 的低发区，遗憾的是尚无详细的流行病学资料。从笔者收治的患者分布来看，主要来自于东北三省、内蒙古、山西等地区。

人种不同对发病亦有一定影响。北美及欧洲的高加索人 MS 的患病率高于非洲黑种人及亚洲人。尽管 MS 在有色人种中患病率低，但在世界各地的分布也是不均匀的，即高纬度地区其患病率高，低纬度患病率低。人种不仅影响 MS 易感性，而且也影响 MS 的表现形式包括临床表现、病变部位、病程及预后。在日本及中国，MS 患者常有视神经及脊髓的严重受累，而小脑受累少见。CSF 中 IgG 指数升高及出现寡克隆区带者较少见。头部 MRI 多数正常。

MS 的发病年龄通常在 15~50 岁，2/3 的患者发病年龄为 20~40 岁。一般女性多见，女：男＝2：1。

移民能改变 MS 的危险性，移民者 MS 患病率与其所移居地相同。易感个体在早期(通常小于 15 岁)由 MS 高发病区移居到低发区其患 MS 的危险性随之降低,在此时间后从高发区移居到低发区并不影响患 MS 的危险性。

MS 的发病也与遗传因素有关。MS 在患者亲属中的患病率较普通人群高;单卵双胞胎患 MS 概率是双卵双胞胎的 6~10 倍;MS 与某些 HLA 基因型相关联。

三、病理

基本病理改变为髓鞘脱失及炎性细胞浸润。采用淀粉样前体蛋白(APP)免疫组化技术分析,MS 病灶早期即有轴索的明显损害,其神经功能缺损可能与此关系更密切,因此目前日益受到重视。

四、病因及发病机制

MS 的发病可能与遗传、环境等多种因素有关,在这些因素的作用下触发了异常的免疫应答过程,出现免疫调节机制的紊乱,引起中枢神经系统多发性局灶性髓鞘脱失。

MS 首次发病前 10%~40%有感染诱因,近 30%的患者病情加重与上呼吸道感染或肠道病毒感染有关。但至今尚未找到病毒直接致病的证据。

外伤、妊娠和分娩、感染、疫苗接种等均可促发 MS,IFN-γ 也可使 MS 病情恶化。美国神经病学学会(AAN)指南(2002)提到,前驱感染(甚至是普通的上呼吸道感染如感冒)可使 MS 恶化的危险性增加(A 级推荐)。对于疫苗接种的建议为:①MS 患者应遵循 CDC 的免疫接种适应证(流感:A 级推荐;乙型肝炎、水痘、破伤风:C 级推荐;其他疫苗:U 级推荐,专家意见)。②出现明显的 MS 临床复发表现时应推迟接种,一般为复发后的 4~6 周。但对此没有证据(U 级推荐,专家意见)。③对于外伤后需要接种破伤风疫苗的患者,即便是在 MS 复发期,建议按时接种,但对此无确切的证据(U 级推荐,专家意见)。④对于 MS 患者接种流感疫苗的好处,专家各持己见。建议应根据个体情况,权衡利弊(U 级推荐,专家意见)。⑤对于依赖轮椅和卧床的肺功能受限患者,建议接种肺炎球菌疫苗,但没有证据(U 级推荐,专家意见)。

五、临床表现

MS 的临床表现多种多样,取决于病灶部位。因为 MS 是一种脱髓鞘疾病,因此其神经功能障碍主要是神经纤维走行的白质病变所致。典型 MS 症状包括:核间性眼肌麻痹、Lhermitte 征、震颤、步态不稳、感觉障碍、疼痛、肌无力、视力下降、复视、眩晕、言语障碍、吞咽困难等。MS很少出现皮质症状(失语、失用、失认、痴呆、癫痫发作、视野缺损、意识障碍)、精神症状、锥体外系症状等。典型MS发作形式为急性起病,数天至1～2周进展,3～4周开始缓解。

六、辅助检查

主要的辅助检查手段包括脑或脊髓MRI、诱发电位(视觉诱发电位、脑干听觉诱发电位、体感诱发电位)及CSF免疫学检查等。这些检查有助于确定病灶部位,发现亚临床病灶及鉴别诊断。

1.MRI　MRI在MS诊断中具有非常重要的价值。它不仅有助于MS的诊断,也有助于了解病灶的活动性,是新药临床试验的重要评价指标。MS在MRI典型表现为病变大小$>3mm$(T_2像),圆形或椭圆形,分布于近皮质、天幕下、脑室周围,多发T_2像高信号病灶,部分伴有Gd强化,强化呈环状或半环状。但也有呈肿瘤样的不典型表现。

2003年,AAN指南介绍了MRI在可疑MS患者的使用价值。①强有力证据支持:基于一致的Ⅰ级、Ⅱ级及Ⅲ级证据,在CIS患者,MRI T_2像发现3个以上白质病灶是未来7～10年发展为CDMS的极为敏感的预测指标($>80\%$)(A级推荐)。小于3个(1～3个)的白质病灶也可能对未来发展为MS具有同样的预测价值,但这种关系需要进一步阐明;CIS后(及基线MRI评价后)3个月以上出现新的T_2病灶或Gd增强病灶对以后发展为CDMS具有高度预测价值(A级推荐);在具有以上MRI异常表现的CIS患者,诊断为其他疾病而非MS的可能性很低(A级推荐)。②良好证据支持:基线MRI发现2个以上Gd增强病灶对未来发展为CDMS具有很高预测价值(B级推荐)。③证据不足以支持:从已有的证据中难以确定MRI特征对诊断原发进展型MS(PPMS)有帮助(U级推荐)。

2.诱发电位　2002年,AAN指南介绍了诱发电位在MS诊断中的应用价值:①视觉诱发电位(VEP)检查很可能对发现患者发展为CDMS的危险性增加有帮助(指南,Ⅱ级);②体感诱发电位(SEP)检查可能对发现患者发展为CDMS的危险性增加有帮助(选择,Ⅱ级);③目前证据尚不能推荐脑干听觉诱发电位(BAEP)作为一项判断患者发展为CDMS的危险性增加的有用检查(指南,Ⅱ级)。

3.CSF免疫学检查　CSF检查对MS诊断及鉴别诊断均有益。一般而言,MS患者CSF白细胞$<50/mm^3$,蛋白质$<100mg/dL$,寡克隆区带(OB)可以阳性,24h鞘内IgG合成率增加。值得注意的是,OB并非MS的特异性指标,其他慢性感染也可以阳性,在临床高度怀疑MS的患者,OB阳性更支持诊断。遗憾的是,多发生

于亚洲的视神经脊髓炎(NMO)其 OB 阳性率低。

七、临床分型

MS 通常分为 4 型：①复发缓解型(RR)，急性发病历时数天到数周，数周至数月多完全恢复，两次复发间病情稳定，对治疗反应最佳，最常见，50％的患者经过一段时间可转变为继发进展型。②继发进展型(SP)，复发-缓解型患者出现渐进性神经症状恶化，伴有或不伴有急性复发。③原发进展型(PP)，发病后病情呈连续渐进性恶化，无急性发作。进展型对治疗的反应较差。④进展复发型(PR)，发病后病情逐渐进展，并间有复发。

八、诊断

MS 临床表现多样，缺乏特异性。诊断难度较大，主要依赖临床，缺乏特异性生物学检测指标。诊断的关键点是排除其他疾病。随着 MRI 技术的广泛使用，诊断的准确性也大大提高，但是仍有很多患者难以及早确诊。

早在 20 世纪 60～70 年代，基于临床表现建立了几个诊断标准，包括 Schumacher(1965)、McAlpine(1972)、Rose(1976)等，这些标准的最大缺点是无影像及实验室诊断依据，容易将其他疾病误诊为 MS。80 年代后诊断标准不断完善。

1.Poser 诊断标准(1983)(表 6-1)　该标准将诊断分为 4 种情况：临床确定、实验室确定、临床可能、实验室可能，该标准引入诱发电位、脑脊液免疫学指标作为重要的诊断依据，应用较为广泛，但是在亚洲，OB 阳性率低，对实验室确定及实验室可能的诊断帮助不大。

表 6-1　Poser 诊断标准(1983)

临床类别	发作次数	临床证据	实验室证据	脑脊液 OB
临床确定				
1	2	2		
2	2	1	和 1	
实验室确定				
1	2	或 1		+
2	1	2		+
3	1	1	1	+

续表

临床类别	发作次数	临床证据	实验室证据	脑脊液 OB
临床可能				
1	2	1		
2	1	2		
3	1	1	1	
实验室可能				
1	2			+

在上述诊断标准中,临床证据是指出现神经系统症状及体征,可有客观证据,也可无客观证据。可以完全是病人的主观感觉或在病史中提供的,也可为经医生检查发现的阳性体征。神经系统检查提供的客观体征可提示中枢神经系统存在一个或以上的受损部位(大脑、脑干、小脑、视神经、脊髓)。在两个临床证据中,其中一个可以用病史来代替,此病史足以提示多发性硬化的一个典型病损部位并且无别的疾病可以解释(如 Lhermitte 征、手失去功能、视神经炎、一过性轻截瘫、典型的复视、肢体麻木)。

病变的亚临床证据是指通过各种检查发现的中枢神经系统病变。这些检查包括诱发电位、影像学检查等。

对于发作次数的判定(时间),两次发作间隔必须是 1 个月以上,每次发作历时必须超过 24h。对于病灶多发性判定(空间)是指症状和体征不能用单一的病灶解释。如同时发生双侧视神经炎或两眼在 15 天内先后受累,应视为单一病灶。只有中枢神经系统明确存在不同部位(大脑、脑干、小脑、视神经、脊髓)的损害,才能认为是两个以上的病灶。

标准中的实验室证据系指脑脊液寡克隆区带阳性或鞘内 IgG 合成率增加。其他检查都属于临床检查的附加部分。

2.McDonald 诊断标准(2001)(表 6-2)　该标准将诊断分为确诊 MS(完全符合标准,其他疾病不能更好地解释临床表现)、可能 MS(不完全符合标准,临床表现怀疑 MS)及非 MS(在随访中发现其他能更好解释临床表现的疾病诊断)。该诊断的特点是突出了 MRI 在 MS 诊断中的作用,特别是 MRI 病灶在时间及空间上的多发性,对于 MS 早期诊断更有价值,为及早应用疾病修正治疗(DMT)提供了充分证据,而且特别提出了原发进展型 MS 的诊断。但是该诊断定义的脑部病灶的数目值得商榷,所定义的脊髓病灶长度不超过 3 个脊柱节段在亚洲应用时不完全相符。

表 6-2　McDonald 诊断标准（2001）

临床表现	所需的附加证据
2 次以上发作（复发） 2 个以上临床病灶	不需附加证据 （可有附加证据但必须与 MS 相一致）
2 次以上发作（复发） 1 个临床病灶	MRI 显示病灶在空间上呈多发性 或 1 个 CSF 指标阳性及 2 个以上符合 MS 的 MRI 病灶 或累及不同部位的再次临床发作
1 次发作 2 个以上客观临床病灶	MRI 显示病灶在时间上呈多发性 或第二次临床发作
1 次发作 1 个客观临床病灶（单一症状）	MRI 显示病灶在空间上及空间上呈多发性 或 1 项 CSF 指标阳性及 2 个以上符合 MS 的 MRI 病灶 或第二次临床发作
提示 MS 的隐袭进展的神经 功能障碍（原发进展型 MS）	CSF 检查阳性 及病灶在空间上呈多发性：MRI 上有 9 个以上脑部 T$_2$ 病灶，或 2 个以上脊髓病灶，或 4~8 个脑部病灶及 1 个脊髓病灶，或一个 CSF 指标阳性及 2 个以上符合 MS 的 MRI 病灶，或 4~8 个脑部病灶及 VEP 阳性，或小于 4 个脑部病灶加 1 个脊髓病灶及 VEP 阳性 及 MRI 显示病灶在时间上呈多发性 或病情持续进展超过 1 年

与 Poser 标准相似，McDonald 标准将发作定义为具有 MS 所见到的神经功能障碍，临床表现包括主观描述或客观体征，最少持续 24h，应排除假性发作或单次发作性表现。两次发作间隙大于 30d。

MRI 病灶空间多发性的证据（必须具备下述 4 项中的 3 项）：①1 个 Gd 强化病灶或 9 个长 T$_2$ 信号病灶（若无 Gd 强化病灶）；②1 个以上幕下病灶；③1 个以上邻近皮质的病灶；④3 个以上室旁病灶（1 个脊髓病灶等于 1 个脑部病灶）。

MRI 病灶在时间上呈多发性的证据：①临床发作后至少 3 个月行 MRI 检查在与临床发作病灶不同的部位发现 Gd 强化病灶；②在 3 个月检查无 Gd 强化病灶，再过 3 个月复查显示 Gd 强化病灶或新发现的 T$_2$ 病灶。

对于 2 次以上发作、2 个以上临床病灶的患者，在诊断 MS 应注意 MRI、CSF、VEP 至少应该有一项异常，如果上述检查均无异常，诊断应谨慎，必须排除其他疾病。

3.McDonald 诊断标准(2005)　对 2001 年颁布的 McDonald 标准进行了修改：首先在 MRI 病灶中，将脊髓病灶与天幕下病灶视为具有同等价值，1 个脊髓增强病灶等同于 1 个脑部增强病灶，1 个脊髓 T_2 病灶可代替 1 个脑内病灶；其次，对于 MRI 时间多发性的证据，临床发作 30 天后出现新的 T_2 病灶；再次，病灶的大小必须在 3mm 以上；最后，CSF 阳性不再作为 PPMS 必不可少的条件。

4.McDonald 诊断标准(2010)(表 6-3)　2010 年修订的 McDonald 诊断标准能够较为快速诊断 MS，与过去标准相比其敏感性及特异性相同，简化了诊断过程，要求 MRI 检查次数减少(取消了 MRI 检查时间间隔的限制)，对 MRI 时间上及空间上多发性的标准也进行了修改。

表 6-3　McDonald 诊断标准(2010)

临床表现	诊断 MS 必需的进一步证据
≥2 次临床发作 ≥2 个病灶的客观临床证据或 1 个病灶的客观临床证据并有 1 次先前发作的合理证据	无
≥2 次临床发作 1 个病灶的客观临床证据	空间的多发性需具备下列 2 项中的任何一项： MS 4 个 CNS 典型病灶区域(脑室旁、近皮质、幕下和脊髓) 中至少 2 个区域有≥1 个 T_2 病灶 等待累及 CNS 不同部位的再次临床发作
1 次临床发作 ≥2 个病灶的客观临床证据	时间的多发性需具备下列 3 项中的任何一项： 任何时间 MRI 检查同时存在无症状的钆增强和非增强病灶 随访 MRI 检查有新发 T_2 病灶和(或)钆增强病灶，不管与基 线 MRI 扫描的间隔时间长短 等待再次临床发作
1 次临床发作 1 个病灶的客观临床证据(临 床孤立综合征)	空间的多发性需具备下列 2 项中的任何一项： MS 4 个 CNS 典型病灶区域(脑室旁、近皮质、幕下和脊髓) 中至少 2 个区域有≥1 个 T_2 病灶 等待累及 CNS 不同部位的再次临床发作 时间的多发性需符合以下 3 项中的任何一项： 任何时间 MRI 检查同时存在无症状的钆增强和非增强病灶 随访 MRI 检查有新发 T_2 病灶和(或)钆增强病灶，不管与基 线 MRI 扫描的间隔时间长短 等待再次临床发作

续表

临床表现	诊断 MS 必需的进一步证据
提示 MS 的隐袭进展性神经功能障碍（PPMS）	回顾性或前瞻性调查表明疾病进展持续 1 年并具备下列 3 项中的 2 项： MS 特征病灶区域（脑室旁、近皮质或幕下）有 ≥1 个 T_2 病灶以证明脑内病灶的空间多发性 脊髓内有 ≥2 个 T_2 病灶以证明脊髓病灶的空间多发性 CSF 阳性结果［等电聚焦电泳证据表明有寡克隆区带和（或）IgG 指数增高］

诊断分级：①MS，临床表现符合上述诊断标准且无其他更合理的解释；②可能的 MS，疑似 MS 但不完全符合上述诊断标准；③非 MS，用其他诊断能更合理地解释临床表现。

（1）一次发作（复发、恶化）被定义为：①具有 CNS 急性炎性脱髓鞘病变特征的当前或既往事件；②由患者主观叙述或客观检查发现；③持续至少 24h；④无发热或感染征象。临床发作需由同期的客观检查证实；即使在缺乏 CNS 客观证据时，某些具有 MS 典型症状和进展的既往事件亦可为先前的脱髓鞘病变提供合理支持。患者主观叙述的发作性症状（既往或当前）应是持续至少 24h 的多次发作。确诊 MS 前需确定：①至少有 1 次发作必须由客观检查证实；②既往有视觉障碍的患者视觉诱发电位阳性；③MRI 检查发现与既往神经系统症状相符的 CNS 区域有脱髓鞘改变。

（2）根据 2 次发作的客观证据所做出的临床诊断最为可靠。在缺乏神经系统受累的客观证据时，对 1 次先前发作的合理证据包括：①具有炎性脱髓鞘病变典型症状和进展的既往事件；②至少有 1 次被客观证据支持的临床发作。

（3）不需要进一步证据，但仍需借助影像学资料并依据上述诊断标准做出 MS 相关诊断。当影像学或其他检查（如 CSF）结果为阴性时，应慎重诊断 MS 或考虑其他可能的诊断。诊断 MS 前必须满足：①所有临床表现无其他更合理的解释；②有支持 MS 的客观证据。

（4）不需要钆增强病灶。对有脑干或脊髓综合征的患者，其责任病灶不在 MS 病灶数统计之列。

5.中国 MS 诊断及治疗专家共识（2006，2010）　MS 的诊断必须以患者的病史、症状和体征为基础；当临床证据尚不足以作出诊断时，应寻找其他亚临床的证据，如 MRI、诱发电位（主要是 VEP）、脑脊液寡克隆区带（OB）等。CT 检查不能支持诊断。推荐应用 2005 年改版的 McDonald 标准。

在 MS 诊断中应该强调如下几点：①脑内病灶的数目是观察的一个方面，更重要的是观察病变的分布、病灶的活动性及病灶特点，病灶有时间上或空间上多发，不能用其他病因来解释，尤其要重点观察近皮质病灶、脑室旁病灶、幕下病灶、胼胝体病灶；②CSF OB/24IgG 合成率应统一检测方法，实现检测的标准化，使各组间资料具有可比性；③为了排除其他疾病，应根据患者的发病特点拟定不同的辅助检查项目，包括自身抗体、抗中性粒细胞胞质抗体（ANCA）、类风湿因子、抗 O、血管紧张素转化酶（ACE）、血沉、特殊感染检查（HIV、梅毒、HBV、HCV）、脑血管病相关检查（TCD、血脂、血糖、血管 B 超、DSA）等；④为了及早给予疾病修正（DMT）治疗，可以采用国外的临床孤立综合征（CIS）诊断，但必须对内涵进行限定。

九、鉴别诊断

应与 MS 相鉴别的疾病包括：①炎症性疾病：系统性红斑性狼疮、干燥综合征、结节性多动脉炎、白塞病、原发性中枢神经系统血管炎和副肿瘤性脑脊髓炎；②血管性疾病：大动脉狭窄、线粒体脑病和 CADASIL；③肉芽肿性疾病：结节病、Wegener's 肉芽肿、淋巴瘤样肉芽肿病；④感染性疾病：病毒性脑炎、神经 Lyme 病、艾滋病、人 T 细胞白血病病毒 Ⅰ 型感染、神经梅毒、进行性多病灶脑白质病、Whipple's 病和亚急性硬化性全脑炎；⑤遗传性疾病：肾上腺脑白质营养不良、异染性脑白质营养不良、脊髓小脑性共济失调和遗传性痉挛性截瘫；⑥营养缺乏性疾病：亚急性联合变性和叶酸缺乏；⑦非器质性疾病：癔症、抑郁症和神经症；⑧其他：Arnold-Chiari 畸形、脊髓肿瘤和血管畸形。

十、治疗

目前尚无特效疗法。20 世纪 70 年代采用 ACTH 及皮质类固醇治疗。80 年代采用免疫抑制药（环磷酰胺、环孢素、硫唑嘌呤、甲氨蝶呤等）治疗。90 年代开始使用疾病修正治疗（DMT）如 β-干扰素及醋酸格里默，DMT 的诞生大大改变了 MS 治疗现状，可明显降低缓解复发型 MS 的发作次数。以后又有米托蒽醌、那他珠单抗等进入临床。目前正在进行新型口服免疫抑制药或单抗如 Fingolimod、Cladribine、Teriflunomide、Laquinimod、Fumarate、Alemtuzumab、Rituximab 等治疗 MS 的临床试验。本文主要介绍 MS 治疗指南中推荐的一些治疗方法。

1.美国神经病学学会颁布的 MS 治疗指南（2002）

（1）糖皮质激素

①依据几项Ⅰ级及Ⅱ级研究结果，糖皮质激素治疗能促进急性发病的 MS 患

者的神经功能恢复。急性发病的 MS 患者可考虑用糖皮质激素治疗(A 级推荐)。

②短期使用糖皮质激素后对神经功能无长期效果(B 级推荐)。

③目前尚无令人信服的证据表明,糖皮质激素用药剂量或用药途径影响临床效果(C 级推荐)。

④依据一项 Ⅱ 级研究结果,规律的激素冲击对复发缓解型 MS 患者的长期治疗有用(C 级推荐)。

(2)β-干扰素(IFN-β)

①依据几项 Ⅰ 级研究结果,IFN-β 能降低 MS 患者的发作次数(A 级推荐)。IFN-β 治疗减轻 MRI 显示的疾病严重性如 T_2 信号显示的病灶体积减小,也可能延缓肢体残疾的进展(B 级推荐)。

②对于极有可能发展为临床确诊 MS 或已经是复发缓解型 MS 或继发进展型 MS 患者使用 IFN-β 治疗是十分恰当的(A 级推荐)。IFN-β 对继发进展型 MS 但无复发的患者疗效不肯定(U 级推荐)。

③尽管目前尚无足够证据证实,但 IFN-β 较其他疗法更适合于治疗某些 MS 患者如发作次数多或疾病早期的患者(U 级推荐)。

④依据 Ⅰ 级、Ⅱ 级研究及几项一致的 Ⅲ 级研究结果,IFN-β 治疗 MS 可能存在剂量反应曲线(B 级推荐)。然而这种明显的剂量效应关系部分是由于各研究间应用 IFN-β 的次数(而非剂量)不同所致。

⑤依据几项 Ⅱ 级研究结果,IFN-β 用药途径可能对临床疗效影响不大(B 级推荐)。可是药物不良反应因用药途径不同而各异。虽无详细的研究,但不同类型 IFN-β 临床效果并无差别(U 级推荐)。

⑥依据几项 Ⅰ 级研究结果,MS 患者的 IFN-β 治疗受中和抗体产生的影响(A 级推荐)。IFN-$β_{1a}$产生中和抗体的发生率较 IFN-$β_{1b}$低(B 级推荐)。中和抗体的生物学效应尚不清楚,可能会降低 IFN-β 的临床治疗效果(C 级推荐)。尚不清楚皮下用药或肌内注射 IFN-β 在免疫原性方面有无差别(U 级推荐)。在使用 IFN-β 治疗的个体测定中和抗体的临床用途尚不明了(U 级推荐)。

(3)醋酸格里默

①依据 Ⅰ 级研究结果,醋酸格里默在复发缓解型 MS 患者能减少临床及 MRI 病灶发作次数(A 级推荐)。醋酸格里默治疗能减轻 MRI 显示的疾病严重性如 T_2 信号显示的病灶体积缩小,也可能延缓复发缓解型 MS 患者残疾的进展(C 级推荐)。

②对于复发缓解型 MS 患者使用醋酸格里默治疗是十分恰当的(A 级推荐)。

尽管认为醋酸格里默对进展型 MS 患者也有作用,但无令人信服的证据证实(U 级推荐)。

(4)环磷酰胺

①依据 I 级研究结果,环磷酰胺冲击治疗似乎不能改变进展型 MS 的病程(B 级推荐)。

②依据一项 II 级研究结果,较年轻的进展型 MS 患者采用环磷酰胺冲击并追加治疗有一些效果(U 级推荐)。

(5)甲氨蝶呤:依据一项局限而模棱两可的 I 级证据,甲氨蝶呤对改变进展型 MS 患者的病程可能有帮助(C 级推荐)。

(6)硫唑嘌呤

①依据几项似乎有矛盾的 I 级、II 级研究结果,硫唑嘌呤可能降低 MS 患者的复发率(C 级推荐)。

②对残疾的进展无效(U 级推荐)。

(7)环孢素

①依据 I 级研究结果,环孢素对进展型 MS 具有一些治疗效果(C 级推荐)。

②该治疗常出现的不良反应尤其是肾脏毒性以及较小的治疗效果使得该治疗难以被接受(B 级推荐)。

(8)静脉免疫球蛋白

①至今对静脉免疫球蛋白的研究普遍病例数较少,缺乏临床及 MRI 预后的完整资料,有些采用的方法有疑问。因此仅显示静脉免疫球蛋白可能降低复发缓解型 MS 的发作次数(C 级推荐)。

②静脉免疫球蛋白对延缓疾病进展效果甚微(C 级推荐)。

(9)血浆交换

①依据一致的 I 级、II 级、III 级研究结果,血浆交换对进展型 MS 的治疗效果很小或无效(A 级推荐)。

②依据一项小样本 I 级研究结果,血浆交换对以前无残疾患者的急性期严重脱髓鞘有治疗效果(C 级推荐)。

2.AAN 指南(2003)——米托蒽醌在 MS 治疗中的应用   基于一项 I 级及几项 II 级或 III 级研究证据,米托蒽醌对临床恶化的 MS 患者的疾病进展有一定效果(B 级推荐),然而这种药物应限制使用,因为毒性较大。对于疾病迅速进展而其他治疗无效的患者应该使用。

基于几个结果一致的 II 级及 III 级研究证据,米托蒽醌可降低复发型 MS 患者的临床发作次数,降低发作相关的 MRI 结局(B 级推荐)。然而其潜在毒性相当程度上限制了在复发型 MS 患者的使用。

因为米托蒽醌的潜在毒性,应在有使用细胞毒性化疗药物经验的医生严密观察下使用(A 级推荐)。米托蒽醌治疗的患者应常规监测心、肝、肾功能(A 级推荐)。

3.欧洲神经病学协会联盟(EFNS)MS 复发治疗指南(2005)　来自几个 I 级临床试验研究及 Meta 分析的一致证据表明,糖皮质激素对 MS 复发治疗有效,因此,在 MS 时,每天应静脉至少 500mg 的甲泼尼龙,连用 5d(A 级推荐)。静脉用甲泼尼龙(1g 次/天,3d),口服减量用于治疗急性视神经炎(B 级推荐)。

没有证据表明,静脉或口服甲泼尼龙在治疗效果及不良反应方面有显著差异,但延长治疗时间,口服治疗可能不良反应发生率增高。因为已有的临床试验病例数少,静脉或口服用药的效果差异不能排除。然而,针对特定的糖皮质激素最佳剂量,激素冲击治疗后是否缓慢减量尚未在 RCT 充分阐述。这提示需要新的随机对照试验评价风险/效益比及特定激素在治疗 MS 复发时的不良反应、剂量及用药途径。

尚无充分的数据确定对甲泼尼龙治疗反应较好的病人亚组,但在临床,MRI、CSF 提示疾病活动性高的患者更有效(C 级推荐)。在对甲泼尼龙治疗反应差的患者,应考虑使用较高剂量[2g/(kg·d),5d](C 级推荐)。

炎性脱髓鞘病患者包括 MS 患者在甲泼尼龙治疗无效时,可能从血浆交换中获得益处,但仅有 1/3 的患者有反应。这种治疗仅限于严重复发的患者(B 级推荐)。

在静脉甲泼尼龙治疗后应考虑采用加强的多学科康复治疗计划,这可能更进一步促进患者恢复(B 级推荐)。

4.中国多发性硬化专家共识(2006,2010)

(1)急性期治疗

①糖皮质激素(具有循证医学证据的治疗药物):激素治疗的原则为大剂量,短疗程,不主张小剂量长时间应用激素。适用于 MS 的糖皮质激素为甲泼尼龙。有报道在激素冲击的同时加用丙种球蛋白,但研究结论认为与单用激素相比无明显优势,因此不推荐联合用药。

②血浆置换:在 MS 的疗效不肯定,一般不作为急性期的首选治疗,仅在没有其他方法时作为一种可以选择的治疗手段。

③静脉注射大剂量免疫球蛋白(IVIg):从目前的资料看,IVIg 的总体疗效仍

不明确,仅作为一种可选择的治疗手段。用量是 0.4g/kg,连续用 5 天为 1 个疗程,如果没有疗效,则不建议患者再用;如果有疗效但疗效不是特别满意,可继续每周用 1d,连用 3～4 周。没有充足的证据证实长期治疗对患者有益。

④急性期的对症治疗:疼痛可用卡马西平、安定类药等,对比较剧烈的三叉神经痛、神经根性疼痛,还可应用加巴喷丁等。精神症状可按精神疾病治疗,特别有严重抑郁者应预防自杀,并选择氟西汀、盐酸帕罗西汀等抗抑郁药物。疲劳是 MS 患者较明显的症状,可用金刚烷胺。膀胱直肠功能障碍建议配合药物治疗或借助导尿等处理。

(2)缓解期治疗

①β 干扰素(具有循证医学证据的治疗药物):用于治疗 MS 的 β 干扰素有 β_{1a} 干扰素和 β_{1b} 干扰素。临床研究证实,β 干扰素能减少复发次数,并降低 MRI 上 T_2 病灶负荷。一旦开始 β 干扰素的治疗,如果疗效肯定且患者可以耐受,则应长期连续治疗。

②醋酸格里默(具有循证医学证据的治疗药物):人工合成的 4 种氨基酸随机组合的多肽。也可减少复发次数。

③那他珠单抗(具有循证医学证据的治疗药物):针对白细胞黏附分子 α-4 整合素的单克隆抗体。那他珠单抗的Ⅰ期、Ⅱ期、Ⅲ期临床试验都证实了其良好的疗效。但临床应用时发现可能引起进行性多灶性白质脑病(PML),对于那他珠单抗的疗效和安全性仍需要更多的临床研究证实。

④其他治疗药物:目前没有证据证实 IVIg、环磷酰胺和硫唑嘌呤哪种药物对 MS 的疗效更好,但如果在缓解期无法应用 β 干扰素,以上药物可以作为治疗的选择,具体选择何种药物应根据患者情况,药物不良反应等综合考虑,权衡利弊。对年轻的育龄女性,不主张用免疫抑制药。

5.AAN 指南(2007):β 干扰素中和抗体对临床及影像影响的评价

(1)证据

①IFN-β 治疗 MS 均伴有中和抗体的产生(NAbs)(A 级证据)。

②中和抗体的存在(特别是高滴度时)伴有 IFN-β 疗效的降低(B 级证据)。

③IFN-β_{1a} 治疗产生中和抗体的概率比 IFN-β_{1b}(B 级证据)。

④因为现有资料差别很大,大多数患者即使持续治疗中和抗体也消失,因此不同类型 IFN-β 的血清中和抗体滴度及持续时间的差异很难确定,IFN-β 中和抗体的血清阳性率很可能受一种以上的因素影响:类型、剂量、用药途径或使用频率(B 级证据)。

⑤每周 1 次肌内注射 IFN-β_{1a} 免疫原性较每周多次皮下注射的 IFN-β 制剂（IFN-β_{1a} 或 IFN-β_{1b}）为低（A 级证据）。

⑥因为在许多持续治疗的患者中和抗体也可能消失，因此这些差异的持续时间也难以确定（B 级证据）。

⑦虽然持续高滴度中和抗体（$\geqslant 100 \sim 200$NU/ml）伴有 IFN-β 治疗效果的降低，但没有足够的资料提示中和抗体检测能够就何时检测、采用何种方法检测、需要多少次检测以及采用多少的阳性界值提供特别的推荐（U 级证据）。

（2）推荐：由于证据缺乏，不能就该问题提供任何推荐。

十一、病程及预后

病程短者可于数月内死亡，长者可达 30 年以上，无症状的缓解期可持续几十年。起病的前几年复发率最高，约 20% 的病人首次起病后一直呈慢性、进行性加重。据统计，起病 15 年后约 30% 的病人仍可工作，40% 可以步行。1991 年 Sadovinck 等分析加拿大和英国的 3126 例 MS 患者，自 1972～1988 年共死亡 145 例（4.64%），其中 119 例（82.1%）死因明确，56 例（47.1%）死于 MS 的合并症，18 例（15.1%）死于自杀，19 例（15.9%）死于恶性肿瘤，13 例（10.9%）死于心肌梗死，7 例（5.9%）死于卒中，余 6 例（5.1%）为其他。

第二节　视神经脊髓炎

一、流行病学

视神经脊髓炎（NMO，又称 Devic 病或 DeVIC 综合征）是视神经和脊髓同时或相继受累的急性或亚急性脱髓鞘病变。早期认为 NMO 是一种严重的单相病程疾病，但后来发现有许多 NMO 病例呈复发病程。此病在我国远比多发性硬化多见。全年均有发病，以 6～10 月多见，累及两性，以女性偏多，21～41 岁多见，但无绝对限制。

二、病因

NMO 病因及发病机制还不清楚，目前许多学者将其视为多发性硬化的一种特殊亚型，可能与病毒感染诱发导致自身免疫功能紊乱，造成视神经和脊髓脱髓鞘病变的发生有关。

三、病理变化

脱髓鞘、硬化斑和坏死,伴血管周围炎性细胞浸润。主要累及视神经和视交叉,脊髓病损好发于胸段和颈段,脊髓、视神经和视交叉都可能合并蛛网膜炎。与经典的 MS 同,病损局限于视神经和脊髓,破坏性病变较明显,星形胶质细胞反应较差。有时脊髓是坏死性而不是脱髓鞘病变,最终有空洞形成,胶质细胞增生不明显;坏死可能反映其炎症过程的严重性,而并非疾病的本质。

四、临床表现

1.发病年龄　患者发病年龄为 5～60 岁,以 21～41 岁最多见,也有许多儿童患者,男女均可发病。

2.前驱症状　部分患者出现神经症状前的数周或数月,多有疲劳、体重减轻、肌肉和关节隐痛、腹痛、腹泻、咽部疼痛、低热等。

3.临床特征　急性严重的横贯性脊髓炎和双侧同时或相继出现的球后视神经炎是本病特征性的临床表现,可在短时间内连续出现,导致截瘫和失明,病情进展迅速,可有缓解—复发。多数 NMO 患者为单相病程,70％病例常在数日内出现截瘫,约半数受累眼全盲;复发型发生截瘫约 1/3,视力受累约 1/4,临床事件间隔时间为数月至半年,以后 3 年内可有多次孤立的球后视神经炎和脊髓炎复发。

4.眼部症状　急性起病可数小时或数日内单眼视力部分或全部丧失;一些患者在视力丧失前 1～2d 感觉眶内疼痛,眼球运动或按压时明显,眼底改变为视神经乳头炎或球后视神经炎;亚急性起病者 1～2 个月症状达到高峰;少数呈慢性起病,视力丧失在数月内稳步进展,进行性加重。

5.脊髓症状　急性横贯性脊髓炎是脊髓的急性进展性炎症性脱髓鞘病变,呈单相型或慢性多相复发型。临床常见的脊髓体征是不对称和不完全性的、播散性、不完全横贯性、上升性,其特征是快速进展的(数小时或数天)下肢轻瘫、双侧 Babinski 征、躯干部感觉平面和括约肌功能障碍等。可伴有 Lhermitte 征、阵发性强直性痉挛和神经根痛。

五、辅助检查

1.血液　急性发作周围血象可能升高,以多形核白细胞为主,红细胞沉降率增快,或见血清总补体升高。

2.脑脊液　脑脊液细胞数增多,以淋巴细胞为主,通常不超过 100/mm³,脑脊液蛋白正常或轻度增高,糖含量正常或偏低。脊髓肿胀明显时可有椎管不完全阻塞表现。

3.脊髓 MRI 检查 发现脊髓纵向融合病变超过 3 个或 3 个以上脊柱节段的发生率为 88%,通常为 6~10 个节段,脊髓肿胀及钆强化也较常见。少数脑白质病损。可见视神经增强信号。

六、诊断依据

1.前驱症状 部分病人在发病前数日至数周可有低热、头痛、咽痛、眩晕、全身不适、恶心、腹泻等症状。

2.起病形式 大多为急性或亚急性起病,少数为慢性进行性起病。部分病人先出现视神经损害的症状,后出现脊髓损害的症状,另一部分病人则同时出现视神经和脊髓损害的表现。部分患者双侧视神经先后受累,另一部分患者则双侧视神经同时受累。与多发性硬化一样,视神经脊髓炎亦具有缓解—复发交替的病程特征,两次发病间歇期短则 2 个月,长则可达 10 年以上。

3.眼部症状及体征 多数患者起病初有眼眶或眼球疼痛,继之单眼或双眼视力进行下降,严重者可完全失明。检查可见不同程度的视力下降、生理盲点扩大、视乳头炎、继发性视乳头萎缩、球后视神经炎、原发性视乳头萎缩等表现。

4.脊髓症状及体征 脊髓损害的常见部位为胸髓,其次为颈髓,腰段脊髓较少见。临床上可表现为播散性、半横贯性、不全横贯性或上升性脊髓炎的症状和体征。除感觉、运动和括约肌功能障碍外,常有痛性痉挛发作。颈髓病变可见霍纳综合征。

5.视觉诱发电位和体感诱发电位 对诊断和鉴别有重要的指导意义。脊髓磁共振成像对确定病变的部位和范围价值较大。腰穿脑脊液检查和脊髓 CT 对诊断意义不大,不作为常规检查项目。

七、鉴别诊断

1.弥漫性轴周脑炎 多发生于儿童,病情进展很少缓解,脊髓症状少见。

2.单纯性球后视神经炎 早期眼症状易与单纯性球后视神经炎混淆,后者多损害单眼,Devic 病常为两眼先后受累,并有脊髓病损,有明显缓解—复发趋势。

3.急性播散性脑脊髓炎 急性播散性脑脊髓炎是一种广泛累及脑和脊髓白质的急性炎症性脱髓鞘疾病,多发生在某些感染或疫苗接种后,病势严重,常有发热、头痛、呕吐、脑膜刺激征、昏迷、抽搐、共济失调等广泛脑、脊髓损害表现。

4.多发性硬化（MS）　　MS可表现为NMO的临床模式，脑脊液及MRI检查可鉴别。CSF-MNC计数＞50/mm³或中性粒细胞增多在NMO很常见，但MS罕见，90％以上MS的患者脑脊液存在寡克隆带，但NMO不常见；MRI所见也有助于NMO与MS的鉴别。NMO发病初期头部MRI多正常，复发—缓解型MS多有典型病灶；NMO患者脊髓纵向融合病变超过3个以上脊柱节段，通常6～10个节段，而MS的脊髓病变极少超过1个脊椎节段；NMO脊髓肿胀和钆强化也较常见。

5.亚急性脊髓-视神经-神经病　　多见于小儿，先有腹痛、腹泻等腹部症状及氯碘喹啉类药物服用史，多无瘫痪，以感觉异常为主，常呈对称性，无复发，脑脊液也无明显改变。病变在视神经、脊髓薄束、皮质脊髓束以及周围神经，上颈髓感觉传导束几乎不受累。

八、治疗

1.激素冲击疗法　　主要采取甲泼尼龙大剂量冲击疗法，500～1000mg，静脉滴注，每日1次，连用3～5d；之后以大剂量泼尼松口服。这样可加速症状的恢复，对终止或缩短NMO恶化是有效的。不要单独口服泼尼松，因可增加视神经炎新的发作危险。

2.血浆置换　　有临床试验表明，皮质类固醇治疗无反应的病人经血浆置换约半数患者的症状可改善。

九、预后

NMO的预后与脊髓炎的严重程度、并发症有关，呼吸肌瘫痪、肺炎、压疮、尿路感染等是危及生命的重要因素。30％～40％的患者有缓解、复发病程，缓解、复发间期为几天到10年，次数2～13次/天。复发型NMO预后更差，大多数复发型患者表现阶梯式进展，可发生全盲或截瘫等严重残疾，1/3患者死于呼吸衰竭。

第三节　弥漫性硬化

一、流行病学

弥漫性硬化是一组少见的大脑半球白质及嗜苏丹中性脂肪广泛脱髓鞘疾病，本病可发生于任何年龄，但好发于婴幼儿及青少年，平均30岁左右，有家族性。因

Schilder 于 1912 年首先报道,故又称 Schilder 病。

二、病因

本病原因不明,可能与遗传、中毒、感染、过敏反应、神经营养不良、铜缺乏及自身免疫有关。

三、病理变化

大脑、小脑半球皮质下区域有广泛性脱髓鞘改变,枕叶与颞叶多受损。病理解剖可见有脑沟增宽和脑回萎缩。切面可见大脑白质有单个大面积病灶,呈棕色或灰色。多数患者呈多灶性。脑白质病变常侵及整个脑叶或大脑半球,两侧病变常不对称,也可对称性受累,多以一侧枕叶为主,界限分明。视神经、脑干和脊髓可发现与 MS 相似的分离病灶。

镜下所见:新鲜病灶可见血管周围淋巴细胞浸润和巨噬细胞反应,晚期有胶质细胞增生;也可见组织坏死和空洞,故有人认为弥漫性硬化是发生于幼年或少年期的严重而广泛的 MS 变异型。

四、临床表现

临床表现有视力丧失及肢体感觉和运动障碍等症状,人格改变和行为障碍往往早于神经系统症状的出现。

(1)幼儿或少年期发病,多呈亚急性、慢性进行性恶化病程,停顿或改善极为罕见;多数患者在数月至数年内死亡,但也有存活十余年的病例。

(2)精神症状表现为欣快幼稚、情绪不稳、智能减退等,约占 50%。有的表现幻觉、妄想、语词新作、被动体验、情感淡漠等,类似精神分裂症的症状,而无明显智能缺损。还有表现记忆减退、易激惹、人格改变或精神错乱,伴有定向力障碍,是脑器质性综合征,无论精神症状如何表现,后期均呈现痴呆状态。

(3)神经系统症状:早期常见痉挛性下肢轻瘫或四肢轻瘫,并伴有感觉缺失。眼部症状有视力下降、同向性偏盲或皮质盲,一般无眼底改变。当病变累及视束及视交叉部时,可出现视盘苍白,对光反应迟钝。视神经萎缩和梗死也不少见,严重者双目失明。颅内压升高可发生头痛、呕吐、眩晕等。晚期出现去大脑强直和肢体挛缩。

五、辅助检查

1.CSF-MNC　正常或轻度增高,可达 $50 \times 10^6/L$,蛋白轻度增高,仅个别病例可检出寡克隆带。

2.EEG　为高波幅慢波占优势的非特异性改变。

3.视觉诱发电位(VEP)　多有异常,且与病人的视野和主观视敏度缺陷一致,而 MS 的 VEP 异常多提示视神经受损。

4.CT　可显示脑白质大片状低密度区,以枕、顶和颞区为主,累及一侧或两侧半球,不对称。

5.MRI　可见脑白质长 T_1 、长 T_2 弥漫性病灶,如病情有缓解复发可显示病灶大小及分布的相应变化。

六、诊断

主要根据病史、病程经过、临床表现及辅助检查综合判定。

七、鉴别诊断

1.肾上腺脑白质营养不良(ALD)　弥漫性硬化临床上易与肾上腺脑白质营养不良(ALD)混淆,但 ALD 呈性连锁遗传,仅累及男性,肾上腺萎缩,多伴有周围神经受累及 NCV 异常,血中极长链脂肪酸(VLCFA)含量升高。

2.多发性硬化(MS)　多在 20～40 岁发病,女性多见,病程有缓解—复发。弥漫性硬化多于幼儿或青少年期发病,男性较多,极少有缓解—复发,以皮质盲、智能减退、精神障碍多见。

八、治疗

本病目前尚无有效治疗方法,文献报道用肾上腺皮质激素和环磷酰胺可使部分病例的临床症状有所缓解,主要采取对症及支持疗法,加强护理。

九、预后

预后差,发病后即呈进行性恶化,多数在发病后几年内因并发症而死亡,平均病程 6.2 年,短期缓解者罕见,死因多为合并感染。

参 考 文 献

[1]陈晓锋,梁健,唐友明.神经内科医师手册[M].北京:化学工业出版社,2014.

[2]王伟.神经内科疾病诊疗指南[M](第3版).北京:科学出版社,2013.

[3]李晓红,杜国英,马洪亮.脑卒中[M].北京:化学工业出版社,2012.

[4]于逢春.脑血管病与睡眠障碍[M].北京:人民军医出版社,2012.

[5]许长春.神经内科常见病诊疗学[M].北京:世界图书出版社,2012.

[6]崔丽英.神经内科诊疗常规[M].北京:中国医药科技出版社,2012.

[7]许志强,徐伦山.神经内科临床速查手册[M].北京:人民军医出版社,2012.

[8]李智文,王柠.神经内科医师查房手册[M].北京:化学工业出版社,2012.

[9]曾进胜.神经内科疾病临床诊断与治疗方案[M].北京:科学技术文献出版
社,2011.

[10]高维滨,高金立,吕芳.神经疾病现代中西医治疗[M].北京:人民军医出版
社,2011.

[11]贾建平.神经内科疾病临床诊疗规范教程[M].北京:北京大学医学出版
社,2010.

[12]史福平,邸卫英,邸鸿雁.神经内科疾病诊断与治疗[M].上海:第二军医大学出
版社,2010.

[13]张朝东,刘盈.神经精神系统疾病[M].上海:上海科学技术出版社,2008.

[14]吴以岭,赵新民,刘增祥.神经内科疾病[M].北京:中国医药科技出版社,2007.

[15]万琪.神经内科疾病诊断流程与治疗策略[M].北京:科学出版社,2007.